Dr. Susanne Maurer/Dr. Andrea Gerdemann
Wechseljahre – Beschwerden und Therapie

Wechseljahre
Beschwerden und Therapie

von

Dr. Susanne Maurer
und Dr. Andrea Gerdemann

Vorträge und Arbeitsunterlagen
der Fortbildungsveranstaltungen im Herbst 2009
in Bayreuth, Kempten, München, Nürnberg, Passau,
Regensburg, Rosenheim und Würzburg

Schriftenreihe der Bayerischen Landesapothekerkammer · Heft 79

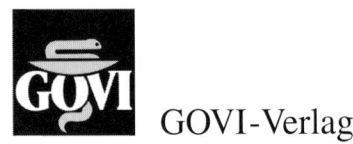 GOVI-Verlag

Vorwort des Herausgebers

Wer in die »Wechseljahre« kommt, ist nicht krank. Trotzdem spielt die Therapie von klimakterischen Beschwerden eine immer größere Rolle. Seit sich in der zweiten Hälfte des 20. Jahrhunderts das klassische Frauenbild stark verändert hat, sind immer mehr Frauen auch im fortgeschrittenen Lebensalter noch berufstätig. Heute ist es der Wunsch der modernen Frau, diese Zeit möglichst beschwerdefrei und ohne Einschränkungen in der Leistungsfähigkeit zu erleben.

Mit kompetenter Beratung und guter pharmazeutischen Betreuung kann der Apotheker bei der Behandlung der Wechselbeschwerden eine wichtige Hilfestellung leisten. Im vorliegenden Werk präsentieren die Autoren ein Kompendium des heutigen Wissens über die klimakterischen Beschwerden und die entsprechenden Therapieoptionen.

Nach Erläuterungen zum weiblichen Zyklus stellen die Autoren zunächst die typischen Symptome der klimakterischen Beschwerden vor. Sie gehen auf häufig auftretende Wechselbeschwerden, wie Hitzewallungen, Stimmungsschwankungen und Veränderungen des Körpergewichts ein und besprechen außerdem die mit den Wechseljahren assoziierten Erkrankungen. Im Anschluss wird die Therapie der Wechselbeschwerden ausführlich erläutert. Dr. Susanne Maurer und Dr. Andrea Gerdemann diskutieren dabei die meisten modernen Behandlungsoptionen, von der Hormontherapie bis zur Behandlung mit pflanzlichen Präparaten.

Ich wünsche Ihnen eine informative Lektüre.

Dr. Ulrich Krötsch
Präsident der Bayerischen Landesapothekerkammer

Stufen (Hermann Hesse)

Wie jede Blüte welkt und jede Jugend
Dem Alter weicht, blüht jede Lebensstufe,
Blüht jede Weisheit auch und jede Tugend
Zu ihrer Zeit und darf nicht ewig dauern.
Es muss das Herz bei jedem Lebensrufe
Bereit zum Abschied sein und Neubeginne,
Um sich in Tapferkeit und ohne Trauern
In andre, neue Bindungen zu geben.
Und jedem Anfang wohnt ein Zauber inne,
Der uns beschützt und der uns hilft, zu leben.

Wir sollen heiter Raum um Raum durchschreiten,
An keinem wie an einer Heimat hängen,
Der Weltgeist will nicht fesseln uns und engen,
Er will uns Stuf´ um Stufe heben, weiten.
Kaum sind wir heimisch einem Lebenskreise
Und traulich eingewohnt, so droht Erschlaffen,
Nur wer bereit zu Aufbruch ist und Reise,
Mag lähmender Gewöhnung sich entraffen.

Es wird vielleicht auch noch die Todesstunde
Uns neuen Räumen jung entgegen senden,
Des Lebens Ruf an uns wird niemals enden ...
Wohlan denn, Herz, nimm Abschied und gesunde!

Inhaltsverzeichnis

Vorwort des Herausgebers 5

1 Der weibliche Zyklus 11
2 Altersabhängige Veränderungen der Hormonspiegel 14
2.1 Kindheit 14
2.2 Pubertät 14
2.3 Klimakterium 14

3 Begriffsdefinitionen 16
3.1 Prämenopause 16
3.2 Perimenopause 16
3.3 Menopause 16
3.4 Postmenopause 17

4 Klimakterische Beschwerden (»Wechselbeschwerden«) – typische Symptome und assoziierte Erkrankungen 19
4.1 Zyklusunregelmäßigkeiten 19
4.2 Hitzewallungen 20
4.3 Schlafstörungen 21
4.4 Stimmungsschwankungen und depressive Verstimmung 22
4.5 Morbus Alzheimer und Demenz 22
4.6 Brustspannen 23
4.7 Haut und Haare 23
4.8 Trockenheit der Schleimhäute 24
4.9 Körpergewicht 24
4.10 Urogenitale Störungen 25
4.11 Libidoverlust 26
4.12 Osteoporose 27
    4.12.1 Definition 27
    4.12.2 Epidemiologie 27
    4.12.3 Postmenopausale Osteoporose 29
    4.12.4 Risikofaktoren 29
    4.12.5 Symptomatik 29
    4.12.6 Diagnostik 31

4.13	Kardiovaskuläre Erkrankungen	35
4.14	Fettstoffwechsel	35
5	**Behandlung der Wechseljahresbeschwerden**	**36**
5.1	Lebensstil	36
5.2	Hormontherapie	37
5.2.1	Historisches zur Hormontherapie	37
5.2.2	Hormontherapie heute	38
5.2.3	Brustkrebsrisiko	40
5.2.4	Thromboserisiko	47
5.2.5	Hitzewallungen	48
5.2.6	Schlafstörungen	48
5.2.7	Depression	49
5.2.8	Neuroprotektion	49
5.2.9	Haut und Haare	50
5.2.10	Trockenheit der Schleimhäute	50
5.2.11	Behandlung der Scheidentrockenheit	50
5.2.12	Libidomangel	51
5.2.13	Harninkontinenz	51
5.2.14	Kardiovaskuläre Erkrankungen	51
5.2.15	Hormontherapie nach Mammakarzinom?	52
5.2.16	Therapie der postmenopausalen Osteoporose	52
5.2.16.1	Bisphosphonate	53
5.2.16.2	Strontiumranelat	55
5.2.16.3	Parathormon (PTH)	56
5.2.16.4	Teriparatid (Forsteo®)	56
5.2.16.5	Selektive Estrogen-Rezeptor-Modulatoren (SERMs)	56
5.2.16.6	Calcitonin	57
5.2.16.7	Fluoride	57
5.2.16.8	Anabolika	57
5.2.17	Substanzen der Hormontherapie	58
5.2.17.1	Estrogene	58
5.2.17.2	Gestagene	74
5.2.17.3	Androgene	80
5.2.17.4	Therapieschemata	80
5.3	Alternativen zur Hormontherapie	84
5.3.1	Serotonin-(Noradrenalin-)Rückaufnahme-Inhibitoren (SRI)	84

5.3.2	Clonidin	84
5.3.3	Gabapentin	84
5.3.4	Methyldopa	84
5.3.5	Pflanzliche Präparate	85
	5.3.5.1 Soja (Glycine max) und Rotklee (Trifolium pratense)	85
	5.3.5.2 Rhabarberwurzel (sibirische Rhabarberwurzel)	87
	5.3.5.3 Traubensilberkerze (Cimicifuga racemosa)	87
5.3.6	Sonstige Präparate	89
	5.3.6.1 Homöopathika	89
	5.3.6.2 TCM	89
5.4	Nicht-medikamentöse Therapiemaßnahmen	89
6	**Wechseljahre und Sex**	90
7	**Empfängnisverhütung in der Perimenopause**	91
8	**Medizinische Fachausdrücke**	94
9	**Abkürzungen**	98
10	**Literatur**	99
11	**Autoren**	109

1 Der weibliche Zyklus

Der weibliche Zyklus ist ein multifaktorielles, periodisch wiederkehrendes Geschehen, dessen auffälligstes Symptom eine vaginale Blutung darstellt. Der erste Tag der Menstruations- oder Periodenblutung wird als Zyklusbeginn (= 1. Zyklustag) bezeichnet. Im Idealfall beträgt die Dauer eines Zyklus 28 ± 3 Tage.

Der Hormonhaushalt der Frau wird über sehr komplexe Regelkreise mit unterschiedlichen Feed-back-Mechanismen gesteuert. Dabei spielen neben Estrogen und Gestagen Gonadotropine, Androgene, Inhibine und Aktivine eine entscheidende Rolle. Sämtliche Sexualhormone greifen in den Regelkreis ein. Jedoch können auch andere Hormone, wie beispielsweise die Steuerungshormone der Schilddrüse, bei der Regulierung der Eierstockfunktion eine Rolle spielen.

Die Regulation der Ovarfunktion erfolgt über das Steuerungshormon des Hypothalamus (Gonadotropin Releasing Hormone, GnRH), dessen Synthese durch übergeordnete Zentren wie z. B. das limbische System oder die Großhirnrinde bestimmt wird. Hierdurch erklärt sich der Einfluss psychischer und auch somatischer Zustandsveränderungen auf das Zyklusgeschehen. So kann sich z. B. eine psychische, psychosoziale oder auch körperliche Dauerbelastung in einer Down-Regulation der Eierstocksfunktion mit ausbleibenden Ovulationen und konsekutiver Amenorrhoe widerspiegeln.

GnRH wird pulsatil an die Hypophyse (Hirnanhangsdrüse) abgegeben. In deren Vorderlappen werden das luteinisierende Hormon (LH) und das follikelstimulierende Hormon (FSH) produziert, über die die Eierstöcke gesteuert werden. Dem Ovar kommt hierbei eine besondere Bedeutung zu: Als endokrines Organ ist es Syntheseort von Steroid- und Peptidhormonen mit den Hauptvertretern Estrogen, Gestagen und Androgen, als exokrines Organ produziert es nach erfolgreichem Reifungsprozess eine Eizelle, die meist in der Zyklusmitte zur Befruchtung freigegeben wird. Beide Funktionen sind eng miteinander gekoppelt.

FSH bewirkt in den Ovarien neben der Produktion von Estrogenen das Heranreifen der pränatal gebildeten und postnatal im Ruhezustand befindlichen Eizellen in den sogenannten Follikeln. Pro Zyklus wachsen bis zu 100 Follikel heran, wobei die meisten atretisch werden, d. h. zugrunde gehen, ohne die volle Reife erreicht zu haben. Nur der größte und am weitesten entwickelte Follikel (»Leitfollikel«) überlebt. Die Ausreifung zum sogenannten Primordialfollikel (Durchmesser 18 bis 22 mm), in dem sich die befruchtungsfähige Eizelle befindet, geschieht über viele Zyklen hinweg. Die erste Zyklushälfte wird wesentlich von FSH kontrolliert und dementsprechend als »Follikelphase« bezeichnet.

In Zyklusmitte kommt es – durch die zunehmende Estrogenkonzentration bedingt – zu einem steilen Anstieg der LH-Ausschüttung in der Hypophyse. Durch diesen mitzyklischen LH-Peak wird die Ovulation, der Eisprung, ausgelöst, der Primordialfollikel platzt. Die befruchtungsfähige Eizelle wird von den Fimbrien (Schleimhautfransen am Übergang des Eileiters auf den Eierstock) am distalen Ende des Eileiters aufgenommen.

Die zweite Zyklushälfte, die als »Lutealphase« bezeichnet wird, beginnt mit dem Tag des Eisprungs und steht unter dem Einfluss des in dem dann leeren Follikel (= Corpus luteum) gebildeten Gelbkörperhormons (Progesteron). Kommt es nicht zur Befruchtung und Einnistung des Eis, sinken die Estrogen- und Progesteronspiegel wieder ab, was in der Hypophyse zu einer Steigerung der Produktion von FSH und LH führt und damit konsekutiv zu einem erneuten Estrogenanstieg. Gemeinsam

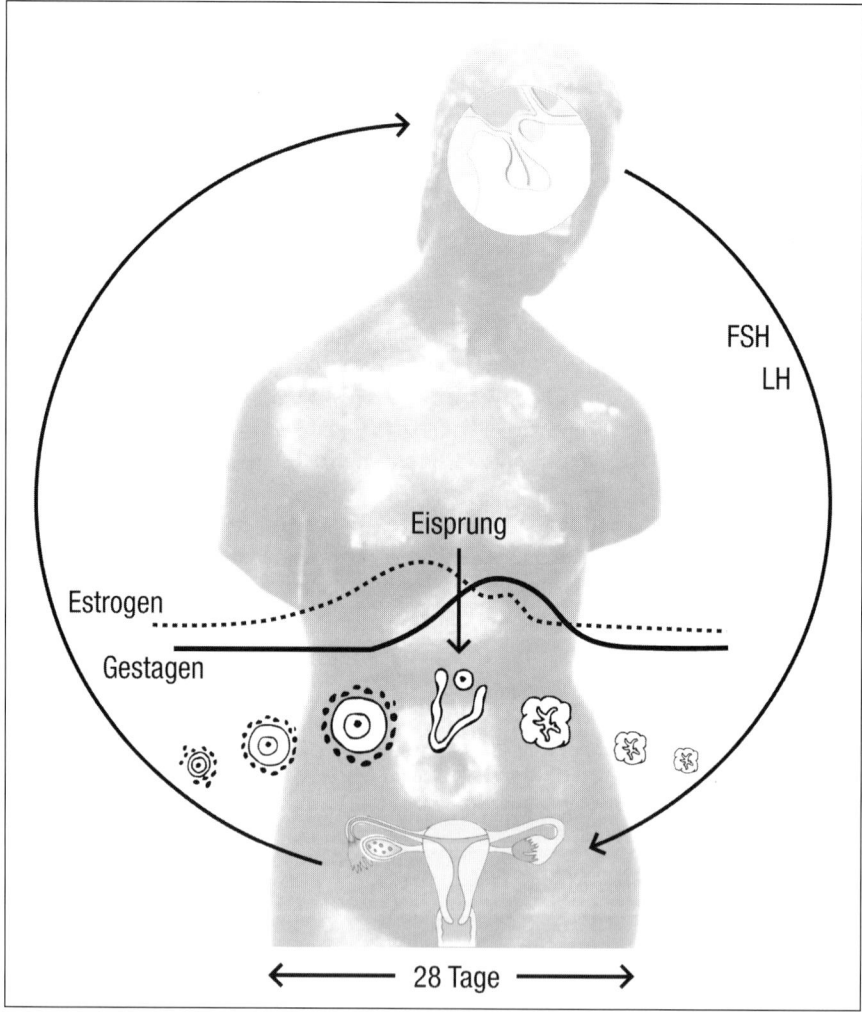

Abb. 1: Hormoneller Regelkreis des weiblichen Zyklus

mit Progesteron erreicht die Estrogenkonzentration im Blut einen erneuten Peak ca. 6–7 Tage nach dem Eisprung (siehe Abb. 1 und 2). Nach 14 Tagen stellt das Corpus luteum die Hormonsynthese ein. Estrogen- und Progesteronspiegel sinken, die Periodenblutung wird ausgelöst (Estrogen-Entzugsblutung).

Im Zyklusverlauf ändern sich auch die Konzentrationen anderer Hormone. Androgene sind in der ersten Zyklushälfte niedrig und steigen periovulatorisch auf Maximalwerte an. Prolaktin ist in der Follikelphase nur wenig niedriger als in der zweiten Zyklushälfte.

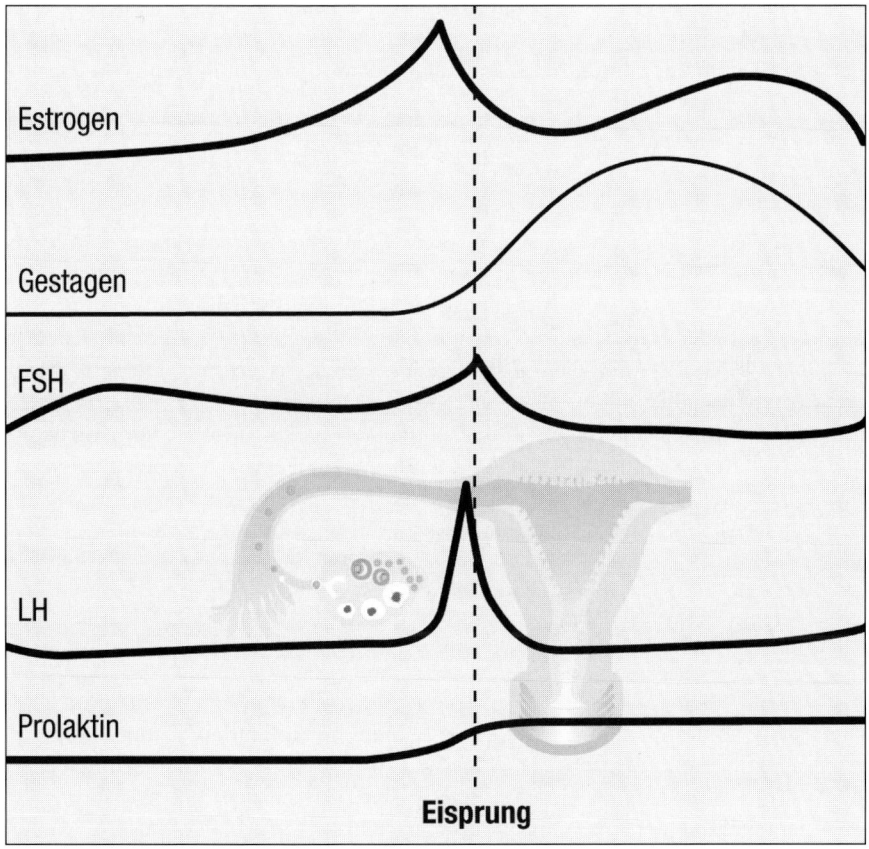

Abb. 2: Änderung der Konzentration der Hormone im Zyklusverlauf

2 Altersabhängige Veränderungen der Hormonspiegel

2.1 Kindheit

Im Gegensatz zum Mann, bei dem die Spermiogenese meist bis ins hohe Lebensalter unverändert bleibt, ist bei der Frau die Oogenese nach der Hälfte der Embryonal- bzw. Fetalzeit abgeschlossen. In der zweiten Hälfte der Schwangerschaft beginnt bereits die Abnahme der Zahl der Primordialfollikel des weiblichen Feten und setzt sich nach der Geburt stetig fort. Zum Zeitpunkt der Geburt sind noch maximal eine Million Primordialfollikel im Ovar existent.

Bereits beim Neugeborenen sind die Hormone der Hypophyse (LH und FSH) in relativ hoher Konzentration vorhanden. Nach dem zweiten Lebensmonat kommt es zu einem steilen Abfall der Steuerungshormone, die sich bis zu Beginn der Pubertät auf konstant niedrigem Niveau halten. Entsprechend wird in den Ovarien Estrogen und Progesteron nur in minimalen und kaum nachweisbaren Mengen gebildet.

2.2 Pubertät

Die ersten »Wechseljahre« im Leben einer Frau sind gekennzeichnet durch das Einsetzen der Ovarialfunktion mit beginnender Produktion von Estrogenen, Progesteron und Androgenen. Körperliche Veränderungen wie die Entwicklung und das Wachstum der Brustdrüse (= Thelarche), die Entwicklung der Schambehaarung (= Pubarche) und letztlich das Auftreten der ersten Menstruationsblutung (= Menarche, mittleres Alter aktuell 12,8 Jahre) werden beobachtet, wobei es sich bei den ersten Blutungen meist um Durchbruchsblutungen handelt, die ohne vorhergehende Ovulation auftreten. Innerhalb von 2–3 Jahren werden die Zyklen zunehmend regelmäßiger, es stellt sich allmählich ein periodisch verlaufendes biphasisches Gleichgewicht der Geschlechtshormone ein.

2.3 Klimakterium

Mit zunehmendem Lebensalter nimmt die Zahl der rekrutierbaren Follikel im Eierstock stetig ab. Damit geht ein Abfall der Sekretion von Inhibin-B einher, während die Produktion von FSH steigt. Die Messung von hohen FSH-Werten bei gleichzeitig niedriger Estrogenkonzentration im Serum ist ein Zeichen für das Nachlassen der Eierstockfunktion (»beginnende Wechseljahre«). Die Follikelphasen werden kürzer, das Gleichgewicht zwischen Estrogenen und Gestagenen verschiebt sich zunächst zugunsten der Estrogene, bei gleichzeitiger Abnahme der Gesamt-Estrogenkonzentration (relativer Gestagenmangel bzw. relative Estrogendominanz). Gleichzeitig kommt es zu einer vermehrten Bildung von Cortisol, das die Estrogenwirkung im Gehirn reduziert. Im Gegensatz zur Phase der Fertilität wird in der Postmenopause Estron (statt Estradiol) das Estrogen mit der höchsten Konzentration. Auch das Verhältnis zwischen Androgenen und Estrogenen verschiebt sich in den Wechseljahren, es kommt zur relativen Hyperandrogenämie, wodurch Beschwerden wie vermehrter Bartwuchs erklärt werden können. Der Rückgang der Produktion von Estrogenen und Gestagenen ist für eine Vielzahl typischer Wechselbeschwerden ursächlich verantwortlich. Diese sind hinsichtlich der Art der Beschwerden als auch hinsichtlich der Intensität und Dauer der Symptomatik individuell unterschiedlich ausgeprägt. Aufgrund der stetig steigenden Lebenserwartung der Frauen (in Deutschland derzeit 82 Jahre) erstreckt sich auch die Phase der Wechseljahre oft über einen langen Zeitraum. Im Mittel verbringen Frauen heute 30 Lebensjahre im Zustand erloschener Ovarialfunktion. Bedingt durch längere Berufstätigkeit, gestärktes Selbstbewusstsein der Frauen und den Anspruch, die Lebensqualität auch in und nach den Wechseljahren zu erhalten, wird der Wunsch nach einer Therapie der Beschwerden immer häufiger und lauter geäußert. Daneben spielt auch die Prophylaxe altersbedingter Erkrankungen eine zunehmend wichtigere Rolle.

3 Begriffsdefinitionen

3.1 Prämenopause

Die *Prämenopause* beginnt nach der Definition durch die WHO mit dem 40. Lebensjahr. Im allgemeinen Sprachgebrauch wird unter dem Begriff Prämenopause ein Zeitraum von ca. 5 Jahren vor der Menopause bezeichnet. In dieser Phase kommt es zu einem allmählichen Abfall der Estrogene und Gestagene. Die Folge ist eine messbar gesteigerte Produktion von LH und FSH in der Hirnanhangsdrüse. Die Periodenblutungen treten zunehmend unregelmäßiger auf und ändern sich bezüglich Dauer und Stärke. Der Beginn der Prämenopause wird von unterschiedlichen Faktoren beeinflusst, die genetische Veranlagung scheint dabei ebenso wie Nikotingenuss eine besonders wichtige Rolle zu spielen. Es werden aber auch regionale Unterschiede beobachtet. Keinen Einfluss auf den Zeitpunkt des Beginns der Wechseljahre hat die Dauer der Einnahme von hormonellen Empfängnisverhütungsmitteln. Ebenso ist ein Zusammenhang zwischen dem Zeitpunkt der Menarche und der letzten Periodenblutung im Leben einer Frau (= Menopause) nicht beschrieben.

3.2 Perimenopause

Der Zeitraum zwischen der Prämenopause bis ein Jahr nach der letzten Periodenblutung wird nach der Definition der WHO *Perimenopause* genannt. Im allgemeinen Sprachgebrauch werden für diese Lebensphase die Begriffe »Wechseljahre« und »Klimakterium« benutzt. Der Begriff leitet sich aus dem griechischen Wort klimaktér ($\kappa\lambda\iota\mu\alpha\kappa\tau\epsilon\rho$) ab, das wörtlich mit »Stufenleiter« und freier mit »kritischer Zeitpunkt im Leben« übersetzt werden kann.

3.3 Menopause

Als sogenannte *Menopause* wird die letzte Blutung im Leben einer Frau bezeichnet. Sie kann als solche immer erst nach einem 12-monatigen blutungsfreien Intervall retrospektiv definiert werden. Das durchschnittliche Lebensalter der Frauen in Deutschland zum Zeitpunkt ihrer letzten Periodenblutung beträgt aktuell 52 Jahre (aktuelles Durchschnittsalter der Weltbevölkerung zum Zeitpunkt der Menopause = 51 Jahre).

3.4 Postmenopause

Als *Postmenopause* ist der Lebensabschnitt definiert, der 12 Monate nach der Menopause beginnt. Diese Phase ist geprägt durch einen Estrogenmangel. Ungefähr 15 Lebensjahre nach der Menopause wird die Postmenopause vom sogenannten *Senium* abgelöst.

Tab. 1: Begriffsdefinitionen

Begriff	Definition	Symptome
Prämenopause	Zeitraum zwischen dem 40. Lebensjahr und dem Beginn der Perimenopause	Regelmäßige, aber kürzer werdende Zyklen mit gehäuften Menorrhagien
Perimenopause	Lebensphase zwischen Prämenopause und Postmenopasue, auch als Wechseljahre oder Klimakterium bezeichnet	Unregelmäßige Zyklen mit Oligomenorrhö oder Metrorrhagien, schwache oder sehr starke Blutungen, häufig Wechselbeschwerden, insbesondere Hitzewallungen
Menopause	Zeitpunkt der letzten Periodenblutung im Leben einer Frau, retrospektiv nach 12-monatiger Amenorrhö definiert	
Postmenopause	Lebensphase beginnend ein Jahr nach der Menopause	Amenorrhö, oft anhaltende Wechselbeschwerden, estrogenmangelbedingte Erkrankungen
Senium	Lebensphase beginnend ca. 15 Jahre nach der Menopause	

18 Begriffsdefinitionen

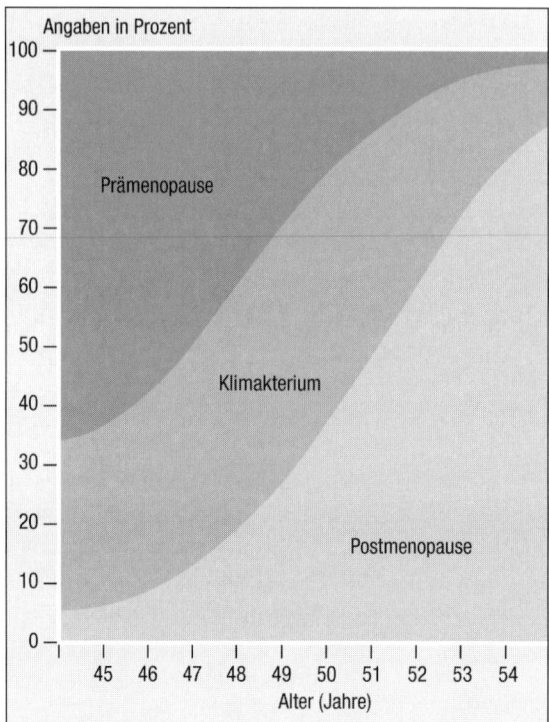

Abb. 3: Prozentualer Anteil der Frauen, die sich in der Prämenopause, im Klimakterium und in der Postmenopause befinden (nach McKinlay et al. 1992 [390]).

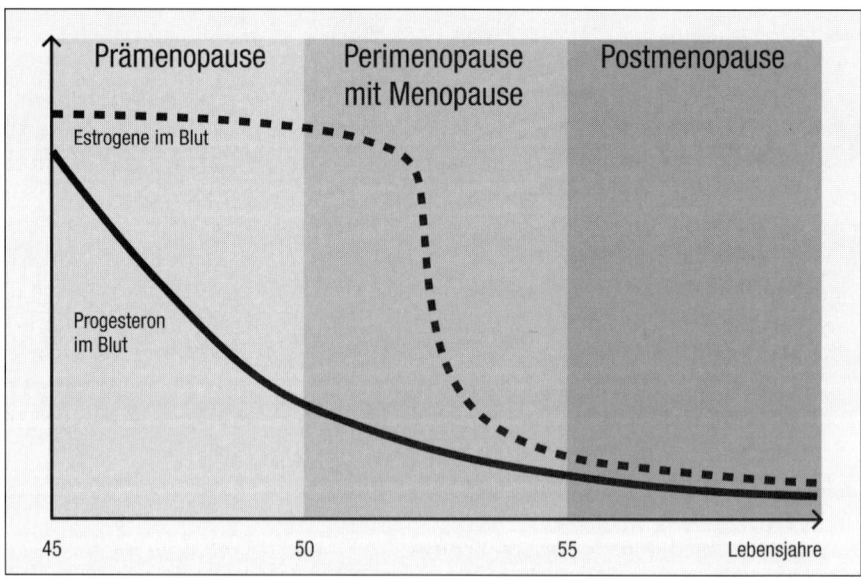

Abb. 4: Verlauf der Estrogen- und Progesteronkonzentration im Serum

4 Klimakterische Beschwerden (»Wechselbeschwerden«) – typische Symptome und assoziierte Erkrankungen

Mehr als zwei Drittel aller Frauen leiden an Wechselbeschwerden, wobei etwa die Hälfte dieser Frauen Symptome angibt, die über eine Befindlichkeitsstörung weit hinausgehen und eine deutliche Einschränkung der Lebensqualität bedeuten. Sie können durchaus Krankheitswert erreichen. Sämtliche psychisch-vegetativen und somatischen Beschwerden sind letztlich auf ein Estrogendefizit zurückzuführen. Die Dauer der Beschwerdesymptomatik ist individuell unterschiedlich und reicht von wenigen Monaten bis zu vielen Jahren, in seltenen Fällen sogar über Jahrzehnte hinweg. Als Leitsymptome gelten Hitzewallungen mit Schweißausbrüchen, depressive Verstimmung, Müdigkeit, Antriebslosigkeit, Schlafstörungen und Verlust der Libido. Die Schleimhäute werden trockener und weniger elastisch, die Knochendichte nimmt ab. Insgesamt wird eine subjektive Minderung der Leistungsfähigkeit beschrieben.

4.1 Zyklusunregelmäßigkeiten

Mit Beginn der Perimenopause nimmt die Zahl der heranreifenden Follikel ab und sinkt letztlich unterhalb eines individuellen Schwellenwertes (geschätzte Zahl ovulatorischer Zyklen im Alter von 45 Jahren: etwa 15 %). Die zeitgleich einsetzende Abnahme der Sekretion an Inhibin-B bewirkt einen Anstieg von FSH, der wiederum zu einer beschleunigten Follikelreifung mit Verkürzung der Follikelphase führt. Das Gleichgewicht zwischen Estrogenen und Gestagenen verschiebt sich trotz abnehmender Estrogenproduktion auf die Seite der Estrogene. Die Folge sind häufig verkürzte Zyklen mit verstärkten Blutungen, die nicht selten eine operative Behandlung (z. B. Gebärmutterspiegelung und -ausschabung) notwendig machen. Lang anhaltende verstärkte Blutungen können zu Eisenmangel bis hin zu einer Anämie mit konsekutivem Leistungsabfall, Abgeschlagenheit und auch Infektanfälligkeit führen. Zudem gewinnt mit zunehmender Ovarialinsuffizienz die Bildung von Estrogenen im Fett- und Muskelgewebe (durch Aromatisierung von in der Nebenniere gebildeten Vorstufen, wie z. B. Androstendion) an Bedeutung. Bei übergewichtigen Frauen ist die Produktion von Androstendion erhöht, was sich in einer vermehrten Konzentration an Estron bemerkbar macht. Das peripher nur wenig wirksame Estron wird im Endometrium in die aktive Form des Estrogens umgewandelt (Estradiol) und kann zu einer Endometriumhyperplasie bis hin zu einem Endometriumkarzinom führen. Eine vaginale Blutung in der Postmenopause muss aus diesem Grunde immer abgeklärt werden (Vaginalsonographie, gegebenenfalls histologische Klärung).

4.2 Hitzewallungen

Das häufigste Symptom der »Wechselbeschwerden« sind Thermoregulationsstörungen, die sogenannten Hitzewallungen. Bei den meisten Betroffenen halten sie mehr als ein Jahr – bei etwa einem Drittel der Patientinnen sogar über mehr als fünf Jahre – an. Sie werden als plötzlich aufsteigendes, meist von Brust oder Hals ausgehendes starkes Wärmegefühl beschrieben, dem nicht selten ein wellenförmiges Erröten und ein Schweißausbruch folgen. Begleitend treten häufig Herzklopfen und Schwindel auf. Hitzewallungen sind hinsichtlich Intensität, Frequenz und subjektivem Empfinden individuell unterschiedlich ausgeprägt. Oft treten sie zunächst nachts auf und werden im weiteren Verlauf dann auch tagsüber erlebt.

Bezüglich der Anzahl der betroffenen perimenopausalen Frauen gibt es weltweit sehr große Unterschiede. Während in Japan nur 10 % aller Frauen an Hitzewallungen leiden, sind in Europa und in den USA etwa 70 % aller Frauen betroffen. Interessanterweise nähert sich die Zahl der betroffenen Asiatinnen in der zweiten Generation nach Migration in die USA den 70 % an. Das deutet auf einen Zusammenhang mit anderen Faktoren (Ernährung, Lebensstil) als der alleinigen Abnahme des Estrogenspiegels hin und ermöglicht somit auch andere Therapiemöglichkeiten als die Hormonsubstitution.

Hitzewallungen sind Folge einer vasomotorischen Dysbalance, bei der es zu einer gesteigerten Ausschüttung an Adrenalin und Neurotensin mit sofortigem erneuten Abfall des Noradrenalinspiegels kommt. Dies führt zu einer ungleichmäßigen Eng- und Weitstellung der Arterien mit subjektiv empfundenem Herzklopfen und Herzrasen sowie vermehrter Durchblutung der Haut mit konsekutiver Schweißausschüttung und lokaler Überwärmung. Die dadurch bedingte vermehrte Wärmeabgabe an der Hautoberfläche führt zu einer Abnahme der Körpertemperatur verbunden mit dem Gefühl des Frierens. Die subjektive Wahrnehmung von Hitzewallungen dauert zwischen wenigen Minuten bis zu einer Stunde, sie treten in unterschiedlichem Intervall auf, das von wenigen Hitzewallungen pro Woche bis zu 20 Episoden am Tag reichen kann.

Am häufigsten sind Frauen in der Perimenopause betroffen. Ein Drittel aller 40-Jährigen berichtet über Hitzewallungen bei noch erhaltenem regelmäßigen Menstruationszyklus. Frauen, die in ihrer fertilen Phase am »Prämenstruellen Syndrom« (PMS) gelitten haben sowie Frauen mit deutlich erhöhtem Body-Mass-Index (BMI) scheinen in der Perimenopause häufiger an Hitzewallungen zu leiden. Es gibt Beobachtungen, die auf eine familiäre Veranlagung zu Hitzewallungen hindeuten. Frauen, die regelmäßig Sport treiben, sind von Hitzewallungen weniger betroffen. Die Hormondiagnostik erlaubt keine prospektive Aussage bezüglich der Dauer und der

Intensität der zu erwartenden Symptome. Heiße Getränke, scharf gewürzte Speisen, Stress, Alkohol- und Kaffeegenuss können das Auftreten von Hitzewallungen begünstigen. Innerhalb der ersten Jahre nach Ausbleiben der Regelblutung nehmen die Beschwerden bei den meisten Betroffenen an Stärke und Häufigkeit ab.

Für das Auftreten von Hitzewallungen werden jedoch auch andere Ursachen diskutiert. In jedem Falle sollten organische Erkrankungen wie z. B. eine Schilddrüsenüberfunktion, Herz-Kreislauferkrankungen mit plötzlichen hypertonen Krisen, Angststörungen mit Panikattacken oder (in sehr seltenen Fällen) ein Karzinoid ausgeschlossen werden.

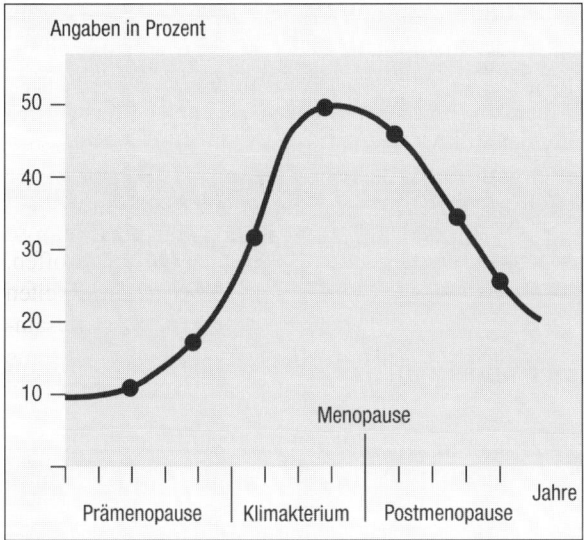

Abb. 5: Anteil der Frauen mit Hitzewallungen

4.3 Schlafstörungen

Schlafstörungen werden bei Frauen wesentlich häufiger als bei Männern beobachtet. Den in den Wechseljahren häufig auftretenden Schlafstörungen liegt wohl ein durch den Estrogenmangel bedingter Abfall an Noradrenalin und Serotonin im zentralen Nervensystem zugrunde. Typisch ist neben einer verlängerten Einschlafzeit ein gestörtes Durchschlafen mit längeren nächtlichen Wachperioden. Die REM-Schlaf-Phasen (REM = Rapid-Eye-Movement), in denen der Mensch träumt und das Erlebte des Tages verarbeitet, nehmen an Zahl signifikant ab bzw. werden häufig z. B. durch Hitzewallungen unterbrochen. Dadurch leidet die Schlafqualität erheblich. Schlafstörungen werden von vielen Frauen als besonders belastend empfunden, weil sie letztlich zu einer Reduktion der Leistungsfähigkeit mit Konzentrationsschwäche und Müdigkeit führen (»morgens müder als am Abend«).

4.4 Stimmungsschwankungen und depressive Verstimmung

Depressive Verstimmungen sind bei Frauen etwa doppelt so häufig wie bei Männern und treten in zeitlicher Korrelation mit nachlassender Estrogenproduktion gehäuft auf. Auf das zentrale Nervensystem wirken Estrogene im Allgemeinen eher stimulierend und aktivierend. So berichten z. B. jugendliche Leistungssportlerinnen über eine höhere Leistungsfähigkeit in der Zyklusmitte. Niedrige Estrogenspiegel führen zu einer verminderten Produktion von Neurotransmittern (Serotonin, Dopamin, Acetylcholin). So werden in estrogendefizitären Situationen wie z. B. kurz vor Beginn der Menstruationsblutung oder nach einer Geburt gehäuft depressive Verstimmungen beobachtet. Auch in der Postmenopause kann es zu Stimmungsschwankungen mit Neigung zu depressiver Verstimmung und vermehrter Reizbarkeit bis hin zu einer manifesten Depression kommen. Häufig wird von betroffenen Frauen beschrieben, dass Empfindsamkeit und Verletzlichkeit zunehmen. Verstärkung erfahren diese psychischen Symptome oft durch Veränderungen im persönlichen und beruflichen Umfeld, die typisch für diese Lebensphase sind (Sorgen wegen Gesundheit, Verlust-Ereignisse wie Tod der Eltern,»empty-nest-syndrome«, Trennung vom Partner, berufliche Herausforderung durch jüngere und leitungsfähigere Kolleginnen usw.).

4.5 Morbus Alzheimer und Demenz

Bei der Alzheimer-Erkrankung handelt es sich um eine Form der Demenz mit neurodegenerativen Prozessen, die mit messbarer Abnahme der Hirnmasse einhergehen. Erstes Symptom ist der Verlust des Kurzzeitgedächtnisses, gefolgt von Wortfindungsstörungen und dem Verlust der zeitlichen und örtlichen Orientierung.

Mit zunehmender Lebenserwartung der Frauen steigt die Zahl der an Morbus Alzheimer erkrankten Patientinnen stetig an. Frauen sind doppelt so häufig betroffen wie Männer, ein direkter Zusammenhang zwischen Nachlassen der Estrogenproduktion in den Eierstöcken und dem Auftreten der Alzheimer-Erkrankung ist jedoch nicht bekannt. Allerdings wird der Verlauf der Krankheit durch Estrogenmangel deutlich beschleunigt.

Es gibt ausreichend Hinweise dafür, dass eine Estrogenmangelsituation mit nachlassender kognitiver Fähigkeit einhergehen kann. So klagen beispielsweise peri- und postmenopausale Frauen signifikant häufiger als prämenopausale Frauen über Vergesslichkeit und Konzentrationsschwäche. Möglicherweise spielt dabei neben einer verminderten zerebralen Durchblutung auch die durch den Estrogenmangel bedingte Abnahme der Zahl synaptischer Verbindungen eine Rolle.

4.6 Brustspannen

In den Wechseljahren kommt es zur Einlagerung von Fett in die Brust bei gleichzeitiger bindegewebiger Umwandlung von Brustdrüsengewebe. In der Folge werden die Brüste oftmals üppiger und weicher. Zusätzlich können die hormonellen Schwankungen subjektiv schmerzhaft empfundenes Brustspannen verursachen.

4.7 Haut und Haare

Die alters- und estrogenmangelbedingten Veränderungen der Haut belasten Frauen oft sehr. Eine gesunde »junge« Haut ist für viele von großer Bedeutung und für das Selbstwertgefühl wichtig.

Estrogene ermöglichen der Haut das Speichern von Feuchtigkeit. Neben der Durchblutung fördern Estrogene den Aufbau von Kollagen und den Anteil an Glykosaminoglykanen, die für die Elastizität, den Turgor und den Wassergehalt der Haut verantwortlich sind. Mit dem Absinken des Estrogenspiegels kommt es allmählich zur Bildung einer trockeneren Haut mit Verlust der Elastizität und Zunahme der Faltenbildung. Die Dicke der Haut nimmt ab (jährlich um ca. 1%), ebenso die Produktion von Talg und Schweiß. Häufig ist eine gestörte Thermoregulation zu beobachten. Der Gehalt an Kollagen und Elastin nimmt ebenfalls ab (Kollagen verringert sich in den ersten Jahren der Postmenopause um 30%), die Haut wird anfälliger für Schäden durch die Einwirkung von UV-Strahlung. Altersflecken, Teleangiektasien und Lichtkeratosen sind oft zu beobachten. Die Haut wird vulnerabler, Wunden heilen schlechter. Die Faltenbildung wird dabei zusätzlich durch Noxen wie Nikotin und Alkohol verstärkt. Altersbedingte Veränderungen können allerdings durch eine Estrogensubstitution nicht rückgängig gemacht werden.

Estrogendefizit und vermehrte freie Androgene (durch verminderte SHBG-Produktion in der Leber) bewirken eine verkürzte Haar-Wachstumsphase. Die Zahl und die Größe der einzelnen Haarfollikel nehmen ab. Auch die Struktur des Haares unterliegt einer Veränderung. Es wird trockener und spröder, oftmals kommt es zu verstärktem diffusen Haarausfall, der bevorzugt an den seitlichen Stirnpartien (»Geheimratsecken«) beginnt. Durch nachlassende Estrogenwirkung kommt es in den Haarfollikeln zu einer lokalen Verschiebung des Gleichgewichts zugunsten des Testosterons, sodass in der Postmenopause ein vermehrter Bartwuchs (bis hin zum Hirsutismus) beobachtet werden kann.

4.8 Trockenheit der Schleimhäute

Auge
Der Wassergehalt der Augenlinse sinkt mit zunehmendem Lebensalter. Gleichzeitig wird die Linse durch die vermehrte Ablagerung löslicher Proteine trüber. Dies führt zu einer Visus-Verschlechterung. Infolge einer verminderten Produktion von Tränenflüssigkeit kommt es zum Gefühl trockener Augen mit Brennen, Rötung und Fremdkörpergefühl. Oft entsteht in der Peri- und Postmenopause eine Kontaktlinsenunverträglichkeit.

Mund und Nase
Estrogenmangel führt unter anderem infolge einer verminderten Durchblutung zu einer Atrophie der Schleimhäute im Mund- und Nasenbereich. Unter Umständen kann das Geschmacksvermögen und der Geruchssinn abnehmen. Eine in der Postmenopause entstandene Unverträglichkeit von Zahnprothesen kann möglicherweise durch eine Estrogensubstitution verbessert werden.

Durch die Atrophie der Muskulatur im Kehlkopfbereich und die Reduktion der Mukosadicke kommt es in der Postmenopause zu einer Abnahme des Stimmumfangs und -volumens. Die Stimmlage wird tiefer, die Stimme rauer und eventuell sogar etwas heiser.

Ohr
Auch eine Abnahme des Hörvermögens im Alter kann durch einen erniedrigten Estrogenspiegel begünstigt werden. Umgekehrt kann die Estrogensubstitution bei postmenopausalen Frauen das Hörvermögen bessern.

4.9 Körpergewicht

Mit den Wechseljahren ändert sich der Stoffwechsel. Der Körper verbrennt im Vergleich zu jüngerem Lebensalter weniger Energie. Der Grundumsatz sinkt nach der Menopause um ca. 400 kJ/Tag. Dementsprechend sinkt der Kalorienbedarf deutlich, gleichzeitig ist ein Anstieg der Fettmasse (+ 410 Gramm/Jahr) bei Abnahme der fettfreien Masse (–110 Gramm/Jahr) zu beobachten. Des Weiteren ändert sich die Verteilung der Fettzellen, oft verbunden mit einer Veränderung der Körperproportionen. Für viele Frauen wird es zunehmend schwerer, ihr gewohntes Körpergewicht stabil zu halten, da zwar – ebenso wie bei älter werdenden Männern – der Energiebedarf abnimmt, nicht aber der Appetit. Das Risiko für Übergewicht steigt deutlich an.

Als Maß für ein ideales Körpergewicht dient der Body-Mass-Index (BMI), der sich aus dem Quotienten aus Körpergewicht und Körpergröße im Quadrat errechnet.

BMI = Körpergewicht [kg] / Körpergröße [m]^2

Hierbei gilt:
Untergewicht   = BMI < 19
Normalgewicht   = BMI zwischen 19 und 25
Übergewicht   = BMI > 25
Massives Übergewicht   = BMI > 30

Ein weiteres häufig verwendetes Maß für die Fettverteilung im Körper ist das Verhältnis zwischen Taille und Hüfte, die sogenannte Waist-Hip-Ratio (WHR), die sich aus dem Quotienten aus Taillenumfang und Hüftumfang (an der breitesten Stelle) errechnet.

WHR = Taillenumfang [cm] / Hüftumfang [cm]

Aus der WHR lassen sich Morbiditätsrisiken für unterschiedliche Erkrankungen ableiten. So ist z. B. eine WHR von über 0,85 (sogenannter »Apfeltyp«) bei gleichzeitigem BMI > 25 mit einem erhöhten Risiko für Herz-Kreislauferkrankungen und Brustkrebs vergesellschaftet.

In der Bundesrepublik sind über 50 % aller Frauen über 45 Jahre übergewichtig (BMI > 25), bei fast 60 % aller Frauen in der Postmenopause liegt ein massives Übergewicht vor (BMI > 30).

In placebokontrollierten Studien konnte gezeigt werden, dass die Estrogensubstitution – entgegen der allgemeinen Volksmeinung – zu einer verminderten Fettbildung führt.

4.10 Urogenitale Störungen

Bei fast einem Viertel aller Frauen treten in der Postmenopause Beschwerden im Bereich des Urogenitaltraktes auf. Nur selten jedoch führen diese Beschwerden zu einer Konsultation des Arztes; auch werden sie von der Patientin bei der Untersuchung, z. B. im Rahmen der Krebsvorsorge, häufig nicht angesprochen. Urogenitale Störungen sind auch heute noch ein tabuisiertes Thema.

Bedingt durch die Estrogenmangelsituation kommt es zur verminderten Durchblutung der Haut und Schleimhäute im urogenitalen Bereich mit konsekutiver Atrophie und Elastizitätsverlust. Sinkt der Estrogenspiegel, so lässt die Produktion von Milchsäure und Sekret zur Befeuchtung der Scheidenwand nach. Der Scheiden-pH-Wert beginnt zu steigen. Die Atrophie der Scheidenhaut ist neben rezidivierenden Infektionen (im Sinne einer atrophischen Kolpitis) eine mögliche Folge. Nicht selten leiden Frauen in der Postmenopause unter dem Gefühl der vaginalen Trockenheit (mit

Brennen und Juckreiz, Schmerzen) sowie gestörtem Sexualempfinden und Schmerzen beim Geschlechtsverkehr (= Dyspareunie). Durch die verminderte Lubrikation und Elastizität der Vaginalwand kommt es beim Geschlechtsverkehr zu Mikrotraumen, die oft schlecht und langsam heilen. Sekundärinfektionen sind die Folge.

Die weibliche Anatomie begünstigt durch die relativ kurze Harnröhre das Aufsteigen von pathogenen Keimen in die Blase. In den Wechseljahren scheint die Immunabwehr in der Blase zusätzlich geschwächt zu sein. Der fehlende Estrogenstimulus manifestiert sich in der Blase: Es kommt zur verminderten Durchblutung der Schleimhaut, die Epitheldicke nimmt ab. Rezidivierende Harnwegsinfektionen sind die Folge. Aber auch häufiger Harndrang und die Entwicklung einer Harninkontinenz (= unwillkürlicher Harnabgang) sind oft zu beobachten. Die altersbedingt zunehmende Muskulaturerschlaffung des Beckenbodens, die insbesondere bei Mehrgebärenden zu beobachten ist, verstärkt die Gefahr des unkontrollierten Urinverlustes. Weitere Risikofaktoren hierfür sind Adipositas, chronische Bronchitis (z. B. bei Nikotinabusus) und eine belastete Familienanamnese.

4.11 Libidoverlust

Ein vermindertes sexuelles Verlangen, wie es von Frauen im höheren Lebensalter oftmals beschrieben wird (bis zu 60 % der postmenopausalen Frauen), kann das seelische Wohlbefinden und vor allem das Selbstwertgefühl der Betroffenen sehr beeinträchtigen. Der Mangel an Libido korreliert mit der messbaren Abnahme der Testosteronproduktion in den Ovarien. Doch auch Hitzewallungen, Trockenheit der Scheide, Schlafstörungen und andere Wechselbeschwerden können dazu beitragen, dass die sexuelle Lust abnimmt. Hierbei scheint das subjektive Empfinden, nicht mehr attraktiv zu sein, im Vordergrund zu stehen. Nicht selten stellen jedoch auch das Fehlen eines Partners, Partnerkonflikte und die sexuelle Dysfunktion des männlichen Partners weitere Ursachen des Libidoverlustes dar.

Zu beachten ist, dass die sexuelle Dysfunktion durchaus auch bei jüngeren Frauen beobachtet wird. Dabei spielt die Tatsache, dass die lange Dauer einer Beziehung statistisch zu deutlicher Abnahme der Koitusfrequenz führt, eine nicht unbedeutende Rolle.

Die Bedeutung der Androgene für die Libido wird kontrovers diskutiert. Ein kausaler Zusammenhang zwischen sexuellem Verlangen und Testosteronspiegel konnte bisher nur bei abruptem Abfall der Estrogenkonzentration nach beidseitiger Ovarektomie in der Prämenopause festgestellt werden. Es gibt jedoch Studien, die zeigen, dass die Testosterongabe bei postmenopausalen Frauen einen Libidoverlust ausgleichen kann. Hierfür steht ein Matrixpflaster zur Verfügung, das täglich 300 µg Testosteron abgibt. Alternativ kann die Testosterongabe mittels eines Gels oder einer Creme in einer Dosierung von 10 mg/Tag durchgeführt werden. Die Fachgesellschaften empfehlen eine Testosterontherapie nur bei gleichzeitiger Estrogensubstitution.

Allerdings gibt es auch Frauen, die sich durch den Wegfall der Verhütungsproblematik und das Ausbleiben der Menstruationsblutung befreit fühlen und über einen deutlichen Anstieg ihrer Libido berichten. Die Orgasmusfähigkeit bleibt auch nach der Menopause erhalten.

4.12 Osteoporose

4.12.1 Definition

Bei der Osteoporose (Knochenschwund) handelt es sich um eine systemische Skeletterkrankung, die durch erniedrigte Knochenmasse und eine Verschlechterung der Mikroarchitektur des Knochengewebes charakterisiert ist, die eine vermehrte Knochenbrüchigkeit zur Folge hat.

Der Knochen verliert an Stabilität und Elastizität. Infolgedessen nimmt die Brüchigkeit des Knochens und somit das Frakturrisiko zu. Bei der Osteoporose kann schon ein harmloser Sturz, im fortgeschrittenen Stadium sogar ein Hustenstoß, zu Knochenbrüchen führen. Besonders häufig sind die Wirbelsäule, der Oberschenkelhals oder auch der Unterarm betroffen. Beginnend mit den Knochenbrüchen folgt für die Patienten häufig ein Kreis von chronischen Schmerzen, Depressionen, Immobilität bis hin zu sozialer Vereinsamung.

Von einer »manifesten Osteoporose« wird erst dann gesprochen, wenn bereits eine oder mehrere Frakturen als Folge der Osteoporose aufgetreten sind.

4.12.2 Epidemiologie (Inzidenz der Erkrankung, Kosten, Bedeutung der Erkrankung)

Die Weltgesundheitsorganisation (WHO) hat die Osteoporose in die Liste der zehn häufigsten Krankheiten aufgenommen. Während Osteoporose früher als eine Erkrankung alter Frauen angesehen wurde, ist heute bekannt, dass Osteoporose alle Personen treffen kann, also auch Männer und jüngere Menschen. So entfallen ca. 25 % der osteoporosebedingten Knochenbrüche auf Männer. Im Jahre 2003 litten in Deutschland etwa 7,8 Millionen Menschen (6,5 Mio. Frauen, 1,2 Mio. Männer) im Alter von mindestens 50 Jahren an Osteoporose, das entspricht rund einem Viertel der Bevölkerung dieser Altersklasse. Mit zunehmendem Alter steigt das Osteoporose-Risiko bei Frauen und Männern stark an (BoneEVA-Studie 2006). Die Zahl der Erkrankten wird aufgrund der demographischen Entwicklung kontinuierlich zunehmen. Statistisch gesehen erkrankt jede dritte Frau nach der Menopause sowie jeder fünfte Mann über 50 Jahre an Osteoporose. Jährlich erleiden in Deutschland mehr als 150 000 Menschen eine hüftgelenksnahe Fraktur.

Die jährlichen Folgekosten liegen in Deutschland bereits bei über 3 Milliarden Euro. Würde konsequent und leitliniengerecht therapiert, könnte die Hälfte der Frakturen vermieden werden. Das entspricht in etwa einem Einsparpotenzial von 2 Milliarden Euro. Kurz- und mittelfristig ließen sich bei den direkten Frakturkosten etwa 400 Millionen Euro einsparen.

Auf Initiative der Bundesapothekerkammer wurde 1999 und 2002 die Versorgung der Osteoporose-Patienten in den Bundesländern Bayern, Sachsen und Baden-

Württemberg untersucht. Die Ergebnisse der Studie zeigen, dass die Osteoporose-Patienten unterversorgt sind; fast die Hälfte (45 %) der Patienten wurden überhaupt nicht behandelt. Nur ca. 15 % erhielten eine dem Stand der Wissenschaft entsprechende Kombinationstherapie aus einem Bisphosphonat, Calcium und Vitamin D. Damit liegt Deutschland hinsichtlich der Versorgungsqualität von Osteoporose-Patienten im Vergleich weit hinter Frankreich, England, Italien und Spanien zurück.

Eine Verbesserung der Versorgung ist dringend erforderlich. Eine zielgerichtete Prävention sowie eine leitliniengerechte Therapie ersparen den Patienten schmerzhafte Knochenbrüche. Darüber hinaus würde die Lebensqualität der Betroffenen deutlich verbessert werden.

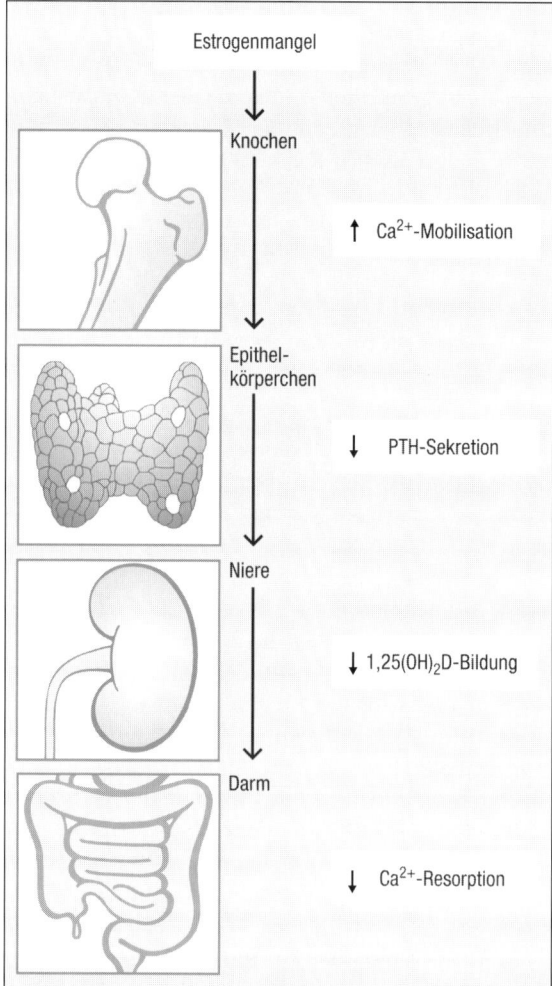

Abb. 6:
Pathogenese der postmenopausalen
(Typ I) Osteoporose (mod. n. Bartl)

4.12.3 Postmenopausale Osteoporose

Die häufigste Form der Osteoporose ist die postmenopausale Osteoporose. Sie tritt zwischen dem 51. und dem 75. Lebensjahr auf. Ursache ist der Ausfall der Ovarfunktion und der daraus folgende Estrogenmangel (Abb. 6), wobei der Verlust an Knochendichte bereits Jahre vor der letzten Regelblutung einsetzt.

4.12.4 Risikofaktoren

Verschiedene Risikofaktoren können die Entstehung einer Osteoporose begünstigen. Hierbei unterscheidet man zwischen unbeeinflussbaren und beeinflussbaren Faktoren. Die unbeeinflussbaren Faktoren sind:
- Familiäre Belastung (genetische Faktoren)
- Geschlecht
- Alter
- Schwangerschaft und Stillzeit (Calciumabgabe über die Muttermilch)
- Frühe Wechseljahre (Estrogenmangel)

Die beeinflussbaren sind:
- (Chronischer) Bewegungsmangel (evtl. auch bedingt durch depressive Stimmungslage)
- Übermäßige sportliche Aktivität
- Körpergewicht (Untergewichtigkeit)
- Lebensweise (viel Coffein, Rauchen, Alkohol)
- Fehlernährung (wenig Calcium und Vitamin D, viel Phosphat)
- Wenig Aufenthalt an der frischen Luft

Darüber hinaus existieren weitere Faktoren bzw. Erkrankungen, die die Entstehung einer Osteoporose fördern. Diese lassen sich jedoch in der Regel durch Untersuchungen von Blut und Urin feststellen:
- Calcium-Stoffwechselstörung
- Vitamin-D-Mangel
- Langzeit-Cortisonbehandlung (> 3 Monate), z. B. bei rheumatischen Erkrankungen
- Nierenerkrankungen
- Schilddrüsenfunktionsstörungen

4.12.5 Symptomatik

Ein typischer Verlauf einer Osteoporose ist in Abb. 7 dargestellt. Typische Frakturlokalisationen bei Osteoporose (mit abnehmender Häufigkeit des Auftretens) sind Wirbelkörper, Schenkelhals, Radius und Rippen.

Eine frühe Erkennung der Osteoporose ist häufig schwierig, da z. B. gerade bei einem langsam verlaufenden Rückgang der Knochendichte selten deutliche Schmerzen auftreten, sodass die Betroffenen nicht den Arzt aufsuchen. Erste Warnzeichen

können dumpfe Rückenschmerzen sein, da sich der Verlust der Knochendichte an den Wirbelkörpern besonders deutlich zeigt.
Typische Osteoporose-Rückenschmerzen können unterschiedliche Ursachen haben. Lokal treten Schmerzen häufig bei Brüchen an den Wirbelkörpern oder nach einem Sturz auf. Im Bereich der Hals-, der Brust- und der Lendenwirbelsäule kann es zu verstärkten Krümmungen kommen, die ebenfalls Schmerzen verursachen können. Aufgrund einer Osteoporose kann sich die gesamte Körperhaltung verändern:
- Runde nach vorn gewölbte Verkrümmung der Brustwirbelsäule und nach vorn gerichtete Vorwölbung der Lendenwirbelsäule – Entstehung eines Hohlrundrückens, in schweren Fällen eines sogenannten »Witwenbuckels«
- Starr nach vorne gestreckte Schultern und Kopf – verstärkte Krümmung der Halswirbelsäule.
- Schlaffer Bauch und Vorwölbung des Bauchraumes
- Typische schlaffe Hautfalten im Rücken – »Tannenbaumeffekt«
- Größenabnahme – Betroffene können bis zu 20 Zentimeter kleiner werden.

Neben den Veränderungen der Knochendichte führen auch Veränderungen an der Muskulatur zu Haltungsänderungen. Durch veränderte Zugrichtungen an Muskeln, Sehnen oder auch Bändern werden Gelenke falsch belastet, sodass sich Muskelverhärtungen bilden, die häufig im Bereich der Rückenmuskulatur auftreten und sehr schmerzhaft sein können. Als Folge der Fehlbelastung sowie durch anhaltende Schmerzen entwickeln sich muskuläre Dysbalancen.

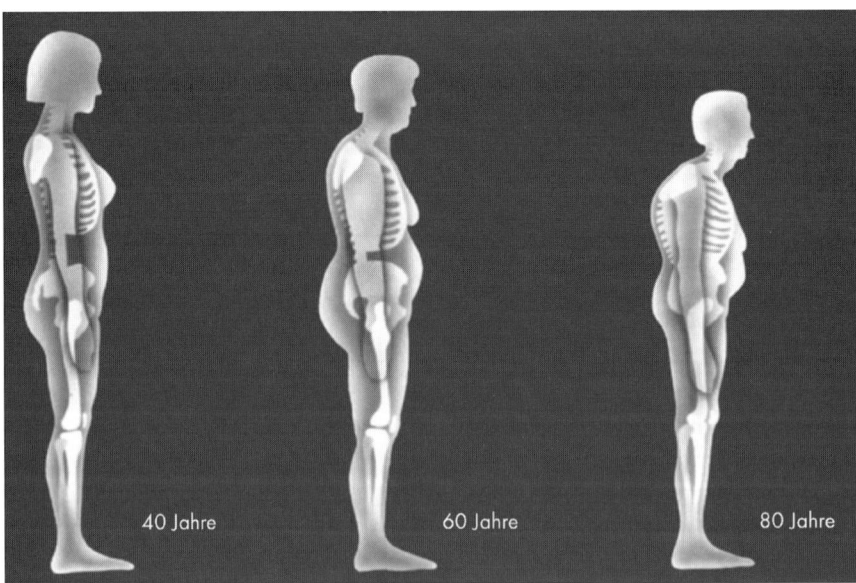

Abb. 7: Verlauf einer Osteoporose

4.12.6 Diagnostik
Eine möglichst frühe Diagnosestellung ist für eine erfolgreiche Behandlung der Osteoporose von großer Wichtigkeit.

Anamnese und körperliche Untersuchung
An erster Stelle stehen die gründliche Anamnese sowie die körperliche Untersuchung der Patientin, auch dann, wenn ein begründeter Verdacht für eine Osteoporose besteht, allerdings noch keine Symptome aufgetreten sind.
Die Anamnese sollte folgende Punkte abklären:
- Beschwerden:
  - Rückenschmerzen (Lokalisation, Schmerzcharakter)
  - Größenabnahme?
  - Verlauf der Erkrankung
  - Ausschluss einer sekundären Osteoporose bei behandelbarer Ursache
- Risikofaktoren
  - Menopausaler Status
  - Risikofaktoren für eine postmenopausale Osteoporose?
- Persönliche Anamnese, Familienanamnese, Medikamente
- Trauma?
- Stürze?

Bei der körperlichen Untersuchung sollte die Patientin genau betrachtet werden (Inspektion). Gibt es Hinweise auf
- Kyphose (Buckel)
- Tannenbaumphänomen (charakteristische Hautfalten vom Rücken zu den Flanken)
- Rippen am Beckenkamm
- Zeichen für eine sekundäre Osteoporose?

Wie sieht es mit den Körperfunktionen aus?
- Wie sicher ist der Gang, die Mobilität der Patientin?
- Ist die Atmung behindert (Thoraxexkursionen)?
- In welchem seelischen Zustand befindet sich die Patientin (Stimmung, Aktivität)?
- Berichtet die Patientin von Behinderungen im Alltagsleben?

Werden bei der körperlichen Untersuchung evtl. Hinweise auf
- Unterernährung
- Malabsorption/Maldigestion
- Hormonstörungen (z. B. Hypogonadismus, Hyperthyreose etc.)
- Malignom
- Niereninsuffizienz

gefunden?

All diese Punkte sind wichtig, um eine manifeste Osteoporose zu diagnostizieren oder auch ein mögliches Risiko, an Osteoporose zu erkranken, festzustellen.

Insbesondere für die postmenopausale Osteoporose (PMO) existieren typische Zeichen, die im Folgenden noch einmal aufgelistet sind:
- Kontinuierliche Größenabnahme
- Zunahme der Kyphosierung
- Dysproportionen zwischen Rumpf und Extremitäten
- Einschränkung vitaler Funktionen wie z. B. Verdauung (Verstopfung, Blähungen durch veränderte anatomische Verhältnisse)
- Vornübergeneigte Haltung und daraus resultierend Sturzneigung
- Passendes Risikofaktor-Profil
- Kein Hinweis auf eine sekundäre Osteoporose

Besteht der Verdacht einer manifesten Osteoporose, so wird meist eine radiologische Untersuchung durchgeführt, um die Diagnose zu bestätigen. Zudem sollte das individuelle Osteoporoserisiko der Patientin bestimmt werden. Neben den Risikofaktoren wird dazu in der Regel die Bestimmung der Knochendichte mit herangezogen, die anhand bildgebender Methoden gemessen wird.

Bildgebende Methoden
Osteodensitometrie (Knochendichtemessung)
Die direkte Knochendichtemessung ist die einzige Möglichkeit, frühzeitig eine Diagnose der Osteoporose – im Optimalfall vor dem Auftreten von Frakturen – stellen zu können. Detektiert man beispielsweise eine Verringerung der Knochendichte um 10 %, bedeutet das eine Verdopplung des Frakturrisikos im Bereich der Wirbelsäule sowie eine Verdreifachung des Frakturrisikos im Bereich des Oberschenkelhalses.

Zur Bestimmung der Knochendichte existieren verschiedene bildgebende Verfahren. Am häufigsten eingesetzt werden die DXA- (Dual X-ray Absorptiometrie-) Methode (DEXA), die quantitative Computertomographie (QCT), die quantitative Ultraschallmessung (QUS) und konventionelles Röntgen.

a. DXA- (Dual X-ray Absorptiometrie-)Methode, auch DEXA genannt:
   Die DEXA-Methode ist die von der WHO und dem DVO empfohlene Standard-Methode. Sie ist das am besten evaluierte Verfahren (in den meisten Therapiestudien als Standard eingesetzt) und wird in der Regel am Schenkelhals und am 2.–4. Lendenwirbelkörper durchgeführt. Innerhalb der definierten Flächen wird der Mineralgehalt pro Fläche (g/cm^2) angegeben. Vorteil dieser Methode ist die schnelle und preiswerte Messung, die sehr genau ist und sich deswegen auch gut für Kontrollmessungen eignet. Die DEXA-Methode misst genau die beiden

Areale des Skelettes, bei denen bei einer Osteoporose in der Regel als Erstes eine Fraktur auftritt. Vorteil für den Patienten ist die geringe Strahlenbelastung.
b. Quantitative Computertomographie (QCT):
Die QCT-Methode eignet sich besonders, um frühzeitig eventuelle Verluste an trabekulärem Knochen der Wirbelsäule darzustellen. Die Messung dauert etwa 20 Minuten und bedeutet für den Patienten eine höhere Strahlenbelastung als die DEXA-Methode. Die T-Werte der QCT-Methode sind nicht mit den T-Werten der DEXA-Methode, was die Risikoabschätzung anbelangt, zu vergleichen.
c. Quantitative Ultraschallmessung (QUS):
Die QUS-Methode ist einfach durchzuführen und führt nicht zu einer Strahlenbelastung für den Patienten. Sie wird aufgrund dieser Vorteile als Screening-Methode immer beliebter. Gemessen wird mit einem Schallsender und einem -empfänger, die sich an gegenüber liegenden Knochenseiten befinden müssen. Die QUS-Methode wird daher häufig an der Ferse oder auch am Finger durchgeführt, da diese Knochen für die Messung gut zugänglich sind. Bei der QUS-Methode muss bedacht werden, dass trotz einer schweren Osteoporose an der Wirbelsäule Normalwerte am Finger möglich sind, da sich die Osteoporose in den Skelettarealen unterschiedlich manifestieren kann. In der Regel sind die Bereiche der Wirbelsäule und der Hüfte am frühesten und am stärksten betroffen.
d. Konventionelles Röntgen:
Das konventionelle Röntgen ist erst bei einer fortgeschrittenen Osteoporose (ab ca. 30 % Substanzverlust) sinnvoll, da Verluste an Knochensubstanz erst sichtbar sind, wenn bereits 30 bis 40 % verloren gegangen sind. Des Weiteren wird es zur Verlaufskontrolle bei bereits vorhandenen Frakturen eingesetzt; hierbei wird jeweils die symptomatische Region geröntgt.

Die WHO hat die Knochendichte-Kategorien anhand der DEXA-Methode definiert:
1. Normale Knochendichte: T-Wert bis -1 Standardabweichung unterhalb der Mittellinie der peak bone mass für gesunde erwachsene prämenopausale Frauen
2. Osteopenie (verminderte Knochendichte): T-Wert zwischen -1 und $-2,5$ Standardabweichung unterhalb des Mittelwertes der peak bone mass
3. Osteoporose (mit potenziellem Frakturrisiko): T-Wert unterhalb $-2,5$ Standardabweichung unter der peak bone mass.

Laboruntersuchungen
Bei primärer Osteoporose sind die meisten Laborparameter normal. Aus diesem Grund sind Laboruntersuchungen (Basisdiagnostik) sinnvoll zum Ausschluss sekundärer Osteoporoseursachen, wenn Frakturen Grund für eine Basisdiagnose waren oder ein T-Wert von $< -0,2$ bei der DXA-Messung waren.

Besteht ein begründeter Verdacht einer sekundären Osteoporose, sollte die Basisdiagnostik je nach anzunehmender Ursache erweitert werden.

Tab. 2: Basislabor

Blut	Zum Ausschluss von
Serum-Calcium, Serum-Phosphat	Hypercalcämien (z. B. Knochenerkrankungen, Knochenmetastasen), Hypocalcämie bei sekundärem Hyperparathyreoidismus (z. B. durch Niereninsuffizienz), Malabsorption
Alkalische Phosphatase (AP)	Osteomalazie
Kreatinin-Clearance	Niereninsuffizienz, renale Osteopatnie
Blutbild	hämatologischen Systemerkrankungen
Serum-Eiweißelektrophorese	multiplem Myelom
C-Reaktives Protein/BSG	entzündlichen Ursachen für Wirbelkörperdeformationen
TSH	Schilddrüsenerkrankungen (als Risikofaktor für Frakturen

Bestimmung von »Knochenmarkern«
Mit der Bestimmung von Knochenmarkern aus Blut oder Urin können Aussagen über die Geschwindigkeit des Knochenumbaus getroffen werden, d.h. man kann Patienten mit »high-« oder »low-turnover-Osteoporose« unterscheiden. Allerdings unterliegt der Knochenstoffwechsel sowohl inter- und intraindividuellen Schwankungen als auch Tagesschwankungen, sodass die Messungen ungenau bzw. schlecht vergleichbar sein können. Darüber hinaus ist diese Methode für die Diagnosestellung einer Osteoporose nicht geeignet; sie kann eine Knochendichtemessung auf keinen Fall ersetzen. Sinnvoll kann die Bestimmung von Knochenmarkern sein, um das Ansprechen auf eine Osteoporose-Therapie zu beurteilen.

Die National Osteoporosis Foundation der USA (NOF) empfiehlt, bei folgenden Frauen eine Knochendichtemessung durchzuführen:
• Frauen, die älter als 65 Jahre sind
• Frauen, die jünger als 65 Jahre sind, sich in der Postmenopause befinden und mindestens einen der oben aufgeführten Risikofaktoren aufweisen
• Frauen in der Postmenopause, die eine Fraktur erlitten haben
• Frauen, bei denen die Hormontherapie ausgesetzt wird bzw. werden soll
• Frauen, bei denen abhängig von der Knochendichte entschieden werden soll, ob eine Osteoporose-Therapie eingeleitet wird oder nicht

4.13 Kardiovaskuläre Erkrankungen

In der heutigen Zeit versterben annähernd 50 % der Frauen an den Folgen einer Herzkreislauferkrankung. Neben der gestiegenen Lebenserwartung für Frauen spielen der steigende Nikotinabusus aber auch die verlängerte estrogenarme Lebensphase in der Postmenopause eine ursächliche Rolle für ischämische kardiovaskuläre Ereignisse.

Estrogene stellen durch ihre gefäßdilatierende Wirkung auf das arterielle und venöse Gefäßsystem einen gewissen Schutz vor Herz-Kreislauferkrankungen dar. Ursächlich wird hierbei die estrogenabhängige Stimulation der Stickstoffmonoxid-Synthese und deren Freisetzung am Gefäßendothel bei gleichzeitiger Hemmung der gefäßverengenden Wirkung von Endothelin-1 diskutiert. Der altersbedingte artheriosklerotische Prozess wird unter Estrogeneinfluss verlangsamt, die Elastizität der Gefäßwände wird erhalten.

Unter erniedrigten Estrogenspiegeln kommt es durch eine Vasokonstriktion zu einer Erniedrigung der Blutflussgeschwindigkeiten bei zeitgleicher Erhöhung des Gefäßwiderstandes. Dies führt zu einer verminderten Durchblutung. Mit zunehmendem Lebensalter steigt somit das Risiko für die Entwicklung von Gefäßveränderungen, Bluthochdruck und ischämischen Ereignissen. Beschleunigt wird diese Entwicklung durch den Einfluss verschiedener Noxen (Rauchen) sowie anderer Risikofaktoren wie Übergewicht, Bewegungsarmut, Diabetes mellitus, Hypercholesterinämie und familiäre Disposition.

4.14 Einfluss auf den Fettstoffwechsel

Estrogene besitzen einen positiven Effekt auf das Lipidprofil. Sie fördern den Abbau von VLDL- und LDL-Cholesterin, während das HDL-Cholesterin ansteigt. Das unter Estrogenmangel vermehrt vorliegende LDL-Cholesterin führt unter anderem zur Ablagerung von Makrophagen und Schaumzellen an den Gefäßwänden mit dem Risiko der Entwicklung einer Atherosklerose. Dementsprechend nimmt in der Postmenopause das Risiko für eine Fettstoffwechselstörung erheblich zu.

5 Behandlung der Wechselbeschwerden

Die Therapie der klimakterischen Beschwerden gewinnt bei steigender Lebenserwartung und Verlängerung des berufstätigen Lebens zunehmend an Bedeutung. Während im Jahre 2003 27 % der Frauen in der Bundesrepublik Deutschland über 60 Jahre alt waren, wird diese Zahl Hochrechnungen zufolge im Jahr 2030 bei 38 % liegen. Der Wunsch nach möglichst langem Erhalt der »Jugend« ist ein gesellschaftliches Thema, das vor allem Frauen in den Wechseljahren beschäftigt. Der medikamentösen Behandlung der Wechselbeschwerden kommt dabei zunehmend die Rolle einer »Altersvorsorge« im Sinne präventiver Medizin mit dem Ziel zu, für ältere Menschen eine adäquate Lebensqualität mit niedriger Morbidität zu erhalten. Zur Verfügung stehen neben dem Rat zu Lebensstilveränderungen eine Reihe nicht-medikamentöser Behandlungsregime und eine Vielzahl unterschiedlicher Arzneimittel, die einer individuellen Abwägung und speziellen Indikationsstellung bedürfen. Die Entscheidung zur »richtigen« Behandlung sollte stets auf Basis der sogenannten »evidence based medicine« getroffen werden. Voraussetzung hierfür ist die sach- und fachgerechte sowie umfassende Information der betroffenen Frauen. Diesem Anspruch werden die Medien und noch viel zu oft die behandelnden Ärzte häufig leider nicht gerecht.

Allerdings darf hierbei nicht vergessen werden, dass etwa 1/3 aller Frauen keine bis sehr diskrete Beschwerden aufweisen und diese Gruppe von Frauen daher nicht zwingend behandelt werden muss.

5.1 Lebensstil

In epidemiologischen Studien zeigen sich deutliche Unterschiede hinsichtlich der Häufigkeit und des Schweregrades klimakterischer Beschwerden in unterschiedlichen Bevölkerungsgruppen. So werden z. B. Hitzewallungen überwiegend von europäischen Frauen beschrieben, während unter Asiatinnen dieses Symptom eher selten vorkommt (die japanische Sprache kennt beispielsweise keinen Begriff, mit dem sich »Hitzewallung« übersetzen lässt). Dass diese Unterschiede in der subjektiven Wahrnehmung der Wechselbeschwerden wahrscheinlich nicht auf einer genetischen Veranlagung beruhen, zeigt die Tatsache, dass sich die Morbidität spätestens in der zweiten Generation nach Migration der im Gastland beobachteten angleicht. Dies lässt den Schluss zu, dass der Lebensstil (und hierbei insbesondere der Ernährungsstil) und die unmittelbaren Umweltbedingungen auf die Art und Dauer der klimakterischen Beschwerden großen Einfluss haben.

Ein Risikofaktor für eine Vielzahl klimakterischer Beschwerden ist das Übergewicht. In der Postmenopause ist der Kalorien-Grundumsatz um etwa 1/3 erniedrigt. Das Risiko für Übergewicht steigt infolge des Estrogenmangels deutlich an und kann – entgegen der allgemein verbreiteten Meinung, eine Hormonsubstitution begünstige eine Gewichtszunahme – durch eine Hormonsubstitution erniedrigt werden.

Frauen mit einem niedrigen BMI (BMI < 20) weisen ab der Menopause eine höhere Inzidenz an Osteoporose und Demenz auf. Dies kann durch eine geringere Rate der Estrogenbildung (z. B. aus in der Nebenniere gebildeten Vorstufen) in den Fettzellen erklärt werden.

Alkohol, Kaffee, scharfe Gewürze und Nikotin können Hitzewallungen und Schweißausbrüche begünstigen oder sogar auslösen. Für Nikotin wird eine den Estrogenmetabolismus steigernde Wirkung diskutiert. Der Body-Mass-Index korreliert direkt mit der Frequenz der Hitzewallungen.

Bewegungsmangel ist assoziiert mit einer höheren Frequenz von Hitzewallungen, Depressionen und Schlafstörungen. Durch eine regelmäßige körperliche Betätigung kann den Wechselbeschwerden entgegengewirkt werden.

Allgemeine Empfehlungen zur Linderung klimakterischer Beschwerden lehnen sich an die Richtlinien der American Cancer Society (2006) an:
- Vermeidung von Übergewicht
  – Gleichgewicht zwischen Kalorienzufuhr und sportlicher Aktivität
  – Bei Übergewicht: Gewichtsabnahme (1 kg/Wo)
- Regelmäßige sportliche Betätigung
  – 30 Minuten körperliche Aktivität an mindestens 5 Tagen/Woche (besser: 60 Minuten)
- Gesunde Ernährung (gemüsereich)
  – Mindestens 5x/Tag Gemüse oder Obst (»5-A-Day«)
  – Vorzugsweise Vollkornprodukte
  – Fleischarme Ernährung
  – Wenig Alkohol (Frauen: max. 1 »drink per day«)

5.2 Hormontherapie

5.2.1 Historisches zur Hormontherapie

Die Anfänge der Hormontherapie liegen im ausgehenden 19. Jahrhundert. Die ersten Arbeiten über eine mögliche hormonelle Therapie von Wechselbeschwerden berichten über die Gabe von Rinderovar-Gewebe und stammen aus dem Jahr 1896.

Das erste kommerziell hergestellte Hormonpräparat wurde von der Firma Schering 1928 auf den Markt gebracht. Es handelte sich um ein Extrakt aus Pferde- und Rinderovarien und wurde unter dem Namen Progynon® vertrieben. Ab Anfang der Dreißigerjahre wurde in großem Maßstab Estradiol aus dem Urin trächtiger Stuten durch Umwandlung von Estron gewonnen und zur Behandlung von Hitzewallungen und anderen klimakterischen Beschwerden erfolgreich eingesetzt. Fast zeitgleich kamen die ersten Progesteron-haltigen Präparate auf den Markt.

1938 wurde erstmals ein synthetisches Estrogen hergestellt: Ethinylestradiol, das später die zentrale Rolle bei der hormonellen Kontrazeption spielen sollte. Mit einer täglichen Gabe von 50 µg Ethinylestradiol konnte eine deutliche Besserung der Wechselbeschwerden erreicht werden. Die Hormontherapie mit Estrogenen galt lange Zeit als Wunderwaffe gegen das Altern, als »Entdeckung des Jungbrunnens«. Ende der 1960er-Jahre stellte sich allerdings heraus, dass eine Estrogen-Monotherapie zu einer Überstimulation des Endometriums und in letzter Konsequenz schließlich zu einer Steigerung der Inzidenz für Endometriumkarzinome führt. In den 1970er-Jahren etablierte sich die sequenzielle Therapie mit Estrogen in Kombination mit Gestagenen. Heute kommen neben konjugierten Estrogenen vorwiegend »natürliche« Estrogene wie Estradiol und dessen Ester Estradiolvalerat zur Anwendung.

5.2.2 Hormontherapie heute

Da bei der Anwendung von Hormonen in der Peri- und Postmenopause nicht der Ersatz der abnehmenden Hormonproduktion sondern die Behandlung klimakterischer Beschwerden bzw. Symptome im Vordergrund steht, wird der Begriff der Hormonersatztherapie (HRT für hormonal replacement therapy) im aktuellen medizinischen Sprachgebrauch durch den Begriff der Hormontherapie (HT) ersetzt.

Die Hormontherapie stellt die wirksamste Behandlung klimakterischer Symptome dar. Keine andere Therapie hat sich bisher in der Verbesserung der durch den Estrogenabfall in der Peri- und Postmenopause bedingten Abnahme der Lebensqualität als vergleichbar effizient erwiesen. Insbesondere Hitzewallungen, Schweißausbrüche und Schlafstörungen, aber auch Störungen im Urogenitaltrakt, wie die Trockenheit der Scheide, können durch einen hormonellen Ausgleich des Estrogendefizits relativ zeitnah und effizient therapiert werden.

Es liegen klinische Erfahrungen aus einem halben Jahrhundert Hormontherapie vor. Die Nebenwirkungen und Risiken einer Hormonsubstitution sind ausführlich untersucht, hinreichend bekannt und wurden oft diskutiert. Demgegenüber steht eine Reihe alternativer Behandlungsmöglichkeiten (z.B. Phytopharmaka, SERMs = selektive Estrogen-Rezeptor-Modulatoren, Homöopathika), denen gemeinsam ist, dass ihre Wirkungen und Nebenwirkungen nicht annähernd so gründlich und umfassend untersucht wurden, wie die der Hormontherapie.

Spätestens seit dem Sommer 2003, als die Veröffentlichung der Million Women Study (MWS) in Deutschland für Aufregung sorgte, wird die Hormontherapie heftig, kontrovers und zum Teil sehr emotional diskutiert (siehe hierzu auch Kapitel Hormontherapie und Brustkrebsrisiko).

Bei richtiger Indikationsstellung kann eine Hormontherapie durchaus langfristig angewandt werden. Häufige Gründe für den (vorzeitigen) Abbruch einer Hormontherapie sind neben einer unzureichenden Wirkung Brustspannen, Angst vor Brustkrebs, Angst vor Thrombosen, Gewichtszunahme und eher selten die Größenzunahme von Myomen. Die meisten Patientinnen, die Hormone in der Peri- und Postmenopause einnehmen, wechseln mindestens einmal das Präparat.

Voraussetzung für die Indikationsstellung zu einer Hormontherapie ist eine gründliche Anamnese, bei der das aktuelle Zyklusgeschehen (Zykluslänge, Zyklusstörungen, letzte Menstruationsblutung, Dauer und Stärke der Blutung) im Vordergrund steht. Bei der Eigenanamnese müssen neben der geburtshilflichen Vorgeschichte, der Anamnese potenzieller gynäkologischer und allgemeiner Erkrankungen (insbesondere Herz-Kreislauferkrankungen, thromboembolische Ereignisse), der Medikamenteneinnahme und der Errechnung des Body-Mass-Index die Art und die Dauer der klimakterischen Beschwerden genau analysiert werden. Ebenso sollte eine ausführliche Familienanamnese erhoben werden (Karzinomerkrankungen, Herz-Kreislauferkrankungen, Osteoporose, Demenz). Die körperliche Untersuchung schließt neben der gynäkologischen Untersuchung allgemeine Krebsvorsorgeuntersuchungen, die Blutdruckmessung und eine Brustuntersuchung ein. Gegebenenfalls sind bei entsprechenden Fragestellungen und zum Ausschluss anderer, den Wechselbeschwerden ursächlich zugrunde liegende Erkrankungen, zusätzliche apparative Untersuchungen (Vaginosonographie, Osteodensitometrie, Hormonanalyse incl. Schilddrüsenfunktionstest) indiziert. Letztlich gilt es bei der Indikationsstellung zu einer Hormontherapie, den Nutzen der Hormongabe differenziert gegen die eventuell vorliegenden Risiken der Hormontherapie im individuellen Fall abzuwägen und mit der Patientin ausführlich zu diskutieren.

Die Deutsche Gesellschaft für Gynäkologie und Geburtshilfe (DGGG) hat zusammen mit dem Berufsverband der Frauenärzte Konsensusempfehlungen zur Hormontherapie (HT) im Klimakterium und in der Postmenopause herausgegeben (Frauenarzt 45 (2004) 620 ff.):
- Eine Hormontherapie (HT) im Klimakterium und in der Postmenopause soll nur bei bestehender Indikation eingesetzt werden.
- Eine Nutzen-Risiko-Abwägung und Entscheidung zur Therapie muss gemeinsam mit der Rat suchenden Frau erfolgen und sollte regelmäßig überprüft werden.
- Die HT ist die wirksamste medikamentöse Behandlungsform vasomotorischer Symptome. Damit assoziierte klimakterische Symptome können verbessert werden. Die vaginale, orale oder parenterale Gabe von Estrogenen ist zur Therapie und Prophylaxe der Urogenitalatrophie geeignet.
- Bei nicht hysterektomierten Frauen (d.h. Frauen mit Gebärmutter) muss die systemische Estrogentherapie mit einer ausreichend langen Gabe von Gestagenen (mind. 10 Tage pro Monat) in suffizienter Dosierung kombiniert werden.
- Hysterektomierte Frauen sollten nur eine Monotherapie mit Estrogenen erhalten.
- Die Estrogendosis sollte so niedrig wie möglich gewählt werden.
- Derzeit besteht keine ausreichende Evidenz für die Bevorzugung bestimmter für die HT zugelassener Estrogene oder Gestagene bzw. ihrer unterschiedlichen Darreichungsformen.
- Die HT ist zur Prävention der Osteoporose und osteoporosebedingter Frakturen

geeignet. Dazu wäre allerdings eine Langzeitanwendung erforderlich, die mit potenziellen Risiken verbunden ist.
- Die HT ist nicht zur Primär- bzw. Sekundärprävention der koronaren Herzkrankheit und des Schlaganfalls geeignet (obwohl hierfür Hinweise vorliegen).
- Die oben genannten Empfehlungen beziehen sich nicht auf Frauen mit einer prämaturen Menopause (z. B. nach operativer Entfernung beider Eierstöcke in der Prämenopause).

Entsprechend den Risiken der Hormontherapie existieren absolute und relative Kontraindikationen für eine Hormontherapie, die zwingend bei der Indikationsstellung beachtet werden müssen.

Absolute Kontraindikationen:
- Vorliegende Brustkrebserkrankung (gilt nicht zwingend für rezeptornegative Tumoren in Frühstadien)
- Abklärungsbedürftige irreguläre vaginale Blutungen wie perimenopausale Blutungsstörungen und postmenopausale Blutungen
- Akute thromboembolische Erkrankung
- Porphyria cutanea tarda
- Schwangerschaft

Relative Kontraindikationen:
- Vorliegende Lebererkrankung
- Cholestase und Cholezystolithiasis
- Pankreatitis
- Hyperlipoproteinämie Typ IV und V
- Blutdruckanstieg unter Estrogeneinnahme
- Thrombophilie
- Zustand nach Thrombose (hier ist ein Thrombophilie-Screening sinnvoll)
- Akute intermittierende Porphyrie
- Uterusmyome

5.2.3 Brustkrebsrisiko
Die Brustkrebserkrankung wird als multifaktorielles Geschehen betrachtet, wobei Steroidhormone hierbei eine Einflussgröße darstellen.

Estrogene und ihre Metaboliten scheinen das Wachstum von Mammakarzinomzellen fördern zu können. Eine karzinogene Wirkung, also eine Stimulation zur Entartung einer Brustdrüsenzelle, ist hierbei unwahrscheinlich. Estrogene scheinen lediglich in der Lage zu sein, Tumorzell-Klone zu selektieren, klinisch inapparente, präexistente Tumorzellen im Wachstum zu beschleunigen und somit das Wachstum bereits vorhandener Tumoren zu begünstigen. Nach bisherigen Erkenntnissen vergehen zwischen der malignen Transformation und dem Entstehen eines soliden

Tumors von 1 cm Größe sechs bis zehn Jahre. Dabei wird von einer mittleren Tumor-Verdopplungszeit von 50–100 Tagen ausgegangen.

Es gibt auch Hinweise dafür, dass Estrogene alleine kurzfristig möglicherweise eine karzinoprotektive Wirkung besitzen können (WHI-Studie).

Das Risiko, an Brustkrebs zu erkranken, ist unter anderem abhängig von der Dauer der Estrogenexposition des Brustdrüsengewebes. Hierbei kommt dem Zeitpunkt der Menarche und der Menopause eine besondere Bedeutung zu. Frühe Menarche und späte Menopause bedeuten eine hohe Zahl an Menstruationszyklen und somit eine lang andauernde zyklische Einwirkung von Estrogenen und Gestagenen auf die Brust.

Die Indikationen zur Hormontherapie sind seit Anfang des 20. Jahrhunderts die Behandlung klimakterischer Beschwerden und die Prophylaxe der Osteoporose, wenn vasomotorische Beschwerden im Vordergrund stehen. Klassischerweise besteht die Hormontherapie aus einer Kombination von Estrogen und Gestagen bzw. – für Frauen nach Entfernung der Gebärmutter – aus alleiniger Estrogengabe. Seit der Veröffentlichung der Ergebnisse der Million Women Study (MWS, veröffentlicht 2003) und der Studie der Women's Health Initiative (WHI, veröffentlicht 2002) wird die Hormontherapie in der Laien- und Fachpresse heftig und kritisch diskutiert. Nicht immer gelingt es, die Auseinandersetzung sachlich und unemotional zu führen. Viele Frauen sind verunsichert und von Zweifeln geplagt. Die Angst vor Brustkrebs hat dazu geführt, dass in den letzten Jahren die Zahl der Frauen, die Hormonpräparate anwenden, deutlich (um etwa ein Drittel) zurückgegangen ist.

MWS

In der Million Women Study (MWS) wurden im Rahmen einer bevölkerungsbasierten, nicht-randomisierten Querschnittsstudie Fragebögen, die an 828.923 britische Frauen zusammen mit einer Einladung für eine Mammographie-Screening-Untersuchung versandt wurden, ausgewertet. Das mittlere Lebensalter der Befragten lag bei 55,9 Jahren (50–64 Jahre). Annähernd 50 % der Frauen hatten bereits eine Hormontherapie gehabt (»ever users«), ca. 30 % der Befragten führten zum Zeitpunkt der Befragung eine Hormonsubstitution durch (»current users«). Unter Berücksichtigung der bekannten Risiken für eine Brustkrebserkrankung (Familienanamnese, Rauchen, Alter, BMI) wurden die relativen Risiken für die Frauen mit und für diejenigen ohne Hormontherapie berechnet. Einschränkend muss jedoch erwähnt werden, dass aufgrund methodischer Mängel die Ergebnisse der MWS nur unter Vorbehalt verwertbar sind. So lassen z.B. die hohen Zahlen der Frauen mit Hormontherapie (ca. 50 % »ever users«, ca. 30 % »current users«) eine Selektion im Screening-Programm vermuten (wie auch in Deutschland führt in England rein statistisch jede fünfte peri- und postmenopausale Frau eine Hormontherapie durch, d.h. in einem repräsentativen Kollektiv würde man 20 % Hormonanwenderinnen erwarten). Diskutiert wird auch, inwieweit die erniedrigte Sensitivität der Mammographie bei einem unter Estrogen- und Gestageneinfluss stehenden Brustdrüsengewebe zu einer verspäteten Diagnose des Mammakarzinoms geführt haben könnte und hierdurch die Ausgangszahlen für die Risikoberechnungen verfälscht waren. In der MWS ergab sich für die Gruppe der »current users« ein erhöhtes Risiko für eine Brustkrebserkrankung (siehe Tab. 3). Für Frauen, die zu einem früheren Zeitpunkt Hormone genommen bzw. sie nach einer einjährigen Anwendungsdauer wieder abgesetzt hatten, konnte keine Risikoerhöhung festgestellt werden. Im Vergleich zwischen den diversen verwendeten Estrogenen (Estradiol, equine Estrogene) ergab sich ebensowenig ein Unterschied in der Risikokalkulation wie bei den verschiedenen Gestagenen (Medroxyprogesteronacetat, Norethisteron, Norgestrel, Levonorgestrel). Auch die Darreichungsform (oral, transkutan) hatte keine Auswirkung auf das Risiko für eine Mammakarzinomerkrankung.

Allerdings muss kritisch angemerkt werden, dass bei epidemiologischen Betrachtungen nur relativ große Risiken (RR > 3) als sichere Ergebnisse anerkannt werden können. Insofern ist insbesondere die Risikoerhöhung bei alleiniger Estrogentherapie in der Studie der MWS zu hinterfragen. Dies insbesondere auch unter dem Gesichtspunkt, dass in der WHI-Studie im Studienarm der alleinig Estrogen-substituierten Patientinnen (Patientinnen nach Gebärmutterentfernung) keine Risikoerhöhung für Brustkrebs zu erkennen war.

Tab. 3: Relatives Brustkrebsisiko für Frauen, MW-Studie

Hormontherapie zum Zeitpunkt der Befragung	Relatives Risiko für eine Brustkrebserkrankung RR (95 %-Konfidenzintervall)
Keine HT	1,00 (0,96–1,04)
Frühere HT (»past users«)	1,01 (0,95–1,08)
Aktuelle HT (»current users«)	
Nur Estrogene	1,30 (1,22–1,38)
Estrogen-/Gestagen-Kombination	2,00 (1,91–2,09)
Nur Gestagene	2,02 (1,05–3,89)
Tibolon	1,45 (1,25–1,67)
Nur Estrogene lokal/vaginal	0,67 (0,30–1,49)

Betrachtet man die absoluten Zahlen, so lässt sich aus der MWS ableiten, dass bei einer fünf Jahre anhaltenden Hormontherapie mit Estrogen (ohne Gestagenzusatz) von 1000 Frauen zusätzlich 1,5 (Range: 0–3) Frauen an Brustkrebs erkranken. Bei einer kombinierten 5-jährigen Estrogen-Gestagen-Therapie erkranken von 1000 Frauen 6 (5–7) zusätzlich an einem Mammakarzinom. Dieses Ergebnis entspricht den Zahlen aus der Studie der Women's Health Initiative, in der bei kombinierter Hormongabe ebenfalls 6 von 1000 Frauen zusätzlich an Brustkrebs erkrankten.

WHI-Studie
Die 2002 veröffentlichten Daten aus der Women's Health Initiative Study (WHI-Studie), einer placebokontrollierten Untersuchung an 86.000 Frauen mit relativ hohem Durchschnittsalter (mittleres Alter 67 Jahre), zeigten eine Risikoerhöhung für Brustkrebs ab dem fünften Jahr einer Estrogen/Gestagen-kombinierten Hormontherapie. Ebenso war das Risiko für thromboembolische Geschehen und Herzinfarkte erhöht. Dies galt jedoch lediglich für die Frauen, die sehr spät (erst 20 Jahre) nach der letzten Periodenblutung mit der HT begonnen hatten. Einschränkend muss bei der Interpretation der Daten der WHI-Studie und insbesondere bei Übertragung der Ergebnisse auf Herz-Kreislauf-gesunde Frauen das deutlich erhöhte Risikoprofil der teilnehmenden Frauen erwähnt werden (annähernd die Hälfte der Frauen waren Raucherinnen, fast 50 % der Frauen hatten eine vorbestehende Hypertonie, bei bis zu 45 % der Frauen lag der Body-Mass-Index über 30 kg/m^2).

Interessanterweise zeigte sich in der WHI-Studie für hysterektomierte Frauen, die sich einer alleinigen Estrogentherapie unterzogen (0,625 mg/Tag konjugiertes Estrogen über 7 Jahre), eine Risikoerniedrigung für eine Brustkrebserkrankung um annähernd 30 %.

Für Frauen unter 60 Jahren konnte zudem auch eine Risikoerniedrigung für Herzinfarkte, kolorektale Karzinome und für Osteoporose bei alleiniger Estrogengabe beobachtet werden.

Erwähnenswert ist weiterhin, dass in der WHI-Studie alle Frauen ein equines Estrogen in einer Dosierung von 0,625 mg/Tag in Kombination mit dem Gestagen Medroxyprogesteronacetat in einer Dosierung von 2,5 mg/Tag erhalten hatten. Die Höhe dieser Dosierung gilt nach den heutigen Empfehlungen der Fachgesellschaften – insbesondere für die Altersgruppe der in der Studie behandelten Frauen – als zu hoch. Darüber hinaus handelt es sich bei Medroxyprogesteronacetat um ein Gestagen, das vor allem glukokortikoide Nebenwirkungen aufweist.

E3N-Studie
In einer 2008 veröffentlichten prospektiven Kohortenstudie an 80.377 Frauen im Alter zwischen 40 und 65 Jahren wurde die Frage untersucht, ob das unter kombinierter Hormontherapie erhöhte Brustkrebsrisiko auch unter Anwendung anderer Gestagene als Medroxyprogesteronacetat zu beobachten ist (Etude Epidémiologique auprès de femmes de L'Education Nationale, »E3N-Studie«, Fournier et al., 2008). Die Ergebnisse zeigen, dass die Gabe von Estrogen in Kombination mit den Gestagenen Progesteron oder Dydrogesteron nicht zu einer Erhöhung des Brustkrebsrisikos führt (siehe Tab. 4).

Allerdings werden auch diese Ergebnisse kontrovers diskutiert, da zum einen nur 20 % der ca. 400.000 befragten Frauen ihre Teilnahme an der Studie zusagten und zum anderen Dydrogesteron als synthetisches Gestagen bezüglich seiner Struktur dem Progesteron nicht verwandt ist, was die Ergebnisse unplausibel erscheinen lässt.

Tab. 4: Relatives Brustkrebsisiko für Frauen, E3N-Studie

Hormontherapie	Orales Estrogen Relatives Risiko (95%-Konfidenzintervall)	Transdermales Estrogen Relatives Risiko (95%-Konfidenzintervall)
Estrogenmonotherapie	1,32 (0,76–2,29)	1,28 (0,98–1,69)
Estrogen, kombiniert mit		
• Progesteron	(keine Daten)	1,08 (0,89–1,31)
• Dydrogesteron	0,77 (0,36–1,62)	1,18 (0,95–1,48)
• Norethistosteronacetat	2,11 (1,56–2,86)	–
• Medroxyprogesteron-acetat	1,48 (1,02–2,16)	–

Aus den Ergebnissen der WHI-Studie wird deutlich, dass eine Korrelation zwischen dem Zeitpunkt des Beginns der Hormontherapie und dem kardiovaskulären Risiko zu bestehen scheint. Der frühe Beginn der HT bietet möglicherweise einen Schutz vor kardiovaskulären Erkrankungen, während der späte Beginn wie auch die HT bei bereits kardiovaskulär erkrankten Frauen zu einer deutlichen Risikoerhöhung führt. Diese Beobachtung wurde durch eine weitere, sehr große und placebokontrolliert durchgeführte Studie, der *Heart and Estrogen/Progestin Replacement Study* (HERS, veröffentlicht 1998) bestätigt. Auch hier zeigte sich für Frauen, die bereits einen Herzinfarkt erlitten hatten, ein höheres kardiovaskuläres Risiko unter Hormontherapie. Hiervon abgeleitet wurde die Theorie des sogenannten »window of opportunity«, die auf der Annahme basiert, dass Estrogene bei Herz-Kreislaufgesunden (und somit meist jüngeren) Frauen protektiv auf das Endothel der Arterienwände wirken.

Interessanterweise haben Brustkrebspatientinnen, die vor der Diagnosestellung des Malignoms Hormone zur Substitution eingenommen hatten, eine bessere Prognose bezüglich ihres Überlebens. Eine mögliche Erklärung hierfür ist, dass Estrogene lediglich das Wachstum hormonrezeptorpositiver Tumorzellen stimulieren, die meist besser differenziert und weniger aggressiv sind, als hormonrezeptornegative Tumoren. Ein bis zwei Jahre nach Absetzen der Hormontherapie normalisiert sich das unter HT leicht erhöhte Brustkrebsrisiko wieder.

Die Indikation zur Hormontherapie muss individuell nach Abwägung von Nutzen und Risiken gestellt werden. Die Hormonsubstitution sollte generell so niedrig dosiert wie möglich und lediglich so lange wie nötig verabreicht werden. Dies ist besonders bei Frauen mit erhaltener Gebärmutter wichtig, bei denen die alleinige Estrogengabe aufgrund des dadurch deutlich erhöhten Endometriumkarzinomrisikos kontraindiziert ist, da die Kombination mit einem Gestagen das Risiko, an Brustkrebs zu erkranken, erhöht. Auch die Wahl des Gestagens könnte hierbei von Bedeutung sein. Manche Autoren schlagen vor, auf die Einnahme von Medroxyprogesteronacetat zugunsten von beispielsweise Progesteron oder Dydroprogesteron zu verzichten. Das Vorliegen eventueller Risikofaktoren für Herz-Kreislauferkrankungen sollte bei der Wahl der HT berücksichtigt werden.

Frauen, die eine Hormontherapie erhalten, müssen umfassend über die damit verbundenen verschiedenen Risiken aufgeklärt werden. Eine Aufklärung sollte aber immer auch dahingehend erfolgen, dass das individuelle Brustkrebserkrankungsrisiko wesentlich durch Lebensstiländerungen beeinflusst werden kann. So erhöhen beispielsweise Rauchen und Übergewicht das Brustkrebsrisiko um ein Vielfaches mehr als eine über mindestens fünf Jahre durchgeführte kombinierte Estrogenersatztherapie (Rauchen erhöht das Risiko um 20–40%, regelmäßiger Alkoholkonsum erhöht das Risiko um ca. 20%, wobei hier eine lineare Dosis-Risiko-Beziehung besteht. Übergewicht ist hochsignifikant mit erhöhtem Brustkrebsrisiko verbunden: Ein BMI > 30 erhöht das Risiko, ein Mammakarzinom zu entwickeln, um bis zu 150%!) (siehe Tab. 5). Das relativ geringe Brustkrebsrisiko bei Hormoneinnahme muss dem sehr viel höheren Risiko bei z.B. vorliegendem Übergewicht gegenübergestellt werden (siehe Abb. 8).

Tab. 5: Relatives Risiko für Brustkrebs bei postmenopausalen Frauen ohne Hormoneinnahme in Abhängigkeit von BMI und Lebensalter (Morimoto et al., 2002)

BMI [kg/m^2]	Relatives Risiko (95%-Konfidenzintervall) 50–59 Jahre	Relatives Risiko (95%-Konfidenzintervall) 60–69 Jahre	Relatives Risiko (95%-Konfidenzintervall) 70–79 Jahre
< 22,7	1,00	1,00	1,00
22,7–24,9	3,16 (1,13–8,84)	2,13 (0,87–5,23)	0,93 (0,46–1,85)
25,0–27,4	1,83 (0,60–5,63)	2,87 (1,22–6,70)	0,66 (0,32–1,39)
27,5–31,1	2,86 (0,98–8,35)	3,28 (1,41–7,60)	0,87 (0,42–1,78)
> 31,1	4,46 (1,60–12,44)	4,92 (2,15–11,18)	1,10 (0,53–2,29)

Von 1000 Frauen erkranken zusätzlich durch:
- Übergewicht 45
- Alkohol 27
- Wenig Bewegung 27
- Rauchen 24
- 10 Jahre HRT 6
- 5 Jahre HRT 2

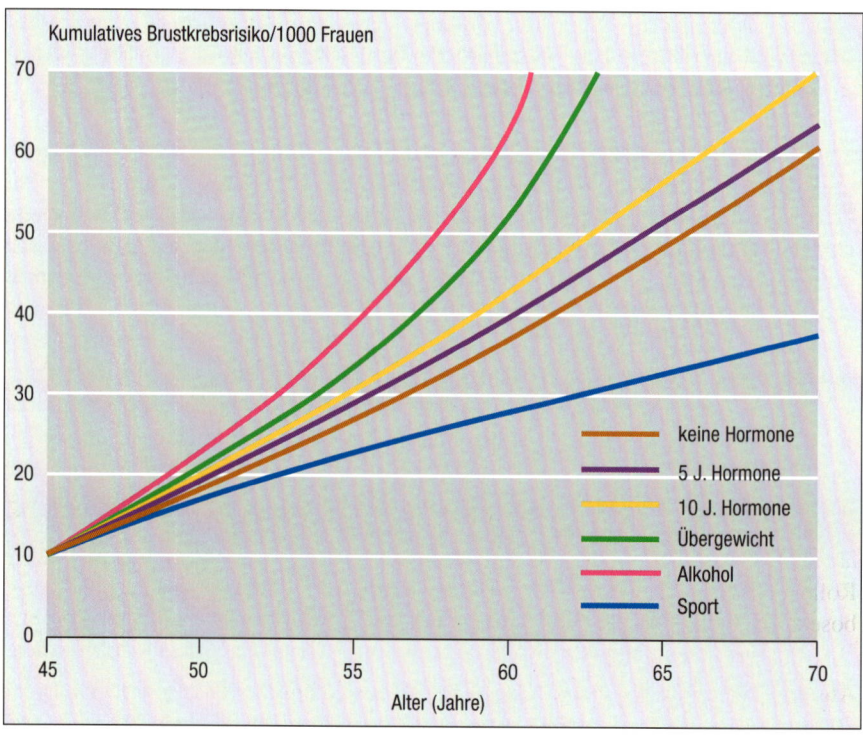

Abb. 8: Brustkrebsrisiko in Abhängigkeit von Alter und verschiedenen Risikofaktoren

Es ist davon auszugehen, dass zukünftig Präparate mit niedrigeren Dosierungen zur Hormontherapie auf den Markt kommen werden, die möglicherweise ein verbessertes Sicherheitsprofil aufweisen und eine Individualisierung der Therapie erlauben.

Insbesondere Frauen, die zu früh (vor dem 40. Lebensjahr) ins Klimakterium eintreten, sollte eine hormonelle Substitution nicht vorenthalten werden. Besondere Bedeutung hat hierbei neben der Behandlung der Wechselbeschwerden die Prävention von negativen Langzeiteffekten, wie z.B. Herz-Kreislauferkrankungen und Osteoporose.

5.2.4 Thromboserisiko

Das Risiko eines thromboembolischen Geschehens steigt mit zunehmendem Lebensalter an (siehe Tab. 6).

Tab. 6: Inzidenz der Thrombose für Frauen in Abhängigkeit vom Lebensalter (BRD 2006)

Lebensalter	Thrombose-Inzidenz pro 100 000 Frauen	Lungenembolie-Inzidenz Frauen pro 100 000 Frauen
15–45	22	12
46–65	59	41
> 65	178	171

Besondere Risikofaktoren sind eine Thrombose in der Eigenanamnese, eine familiäre Vorbelastung sowie eine Thrombophilie. Aber auch der BMI scheint eine große Rolle zu spielen. So haben adipöse Frauen ein dreimal so hohes Risiko, eine Thrombose zu erleiden wie normalgewichtige Frauen.

Aus Metaanalysen verschiedener Beobachtungsstudien sowie aufgrund der Daten der WHI-Studie (Women's Health Initiative) und der HERS (Heart and Estrogen/Progestin Replacement Study) ist bekannt, dass die Hormontherapie zu einer Risikoerhöhung für thromboembolische Ereignisse führt. Dieses Risiko ist von der Estrogendosis abhängig und – wie auch bei Einnahme der »Pille« zur Empfängnisverhütung – im ersten Jahr nach Beginn der Anwendung am höchsten. Im weiteren Verlauf schwächt sich das Thromboserisiko deutlich ab. Das relative Risiko steigt insgesamt um den Faktor 2 bis 4. Bei genetischer Disposition für thromboembolische Ereignisse erreicht das relative Risiko ein Vielfaches davon.

Die Applikationsform der Hormone scheint das Thromboserisiko zu beeinflussen. So zeigt die ESTHER-Studie für die transdermale Darreichungsform ein um einen Faktor drei bis vier niedrigeres Thromboserisiko im Vergleich zur oralen Gabe (siehe Tab. 7). Dieses Ergebnis ist aufgrund zu geringer Fallzahlen in den durchgeführten Studien bisher nicht in die Empfehlung der Fachgesellschaften aufgenommen worden.

Tab. 7: Risiko für thromboembolische Geschehen unter transdermaler bzw. oraler HT (ESTHER-Studie, Circulation 2005, 112: 3495–3500, J Thromb. Haemost 2006, 4: 1259–1265)

	Keine Hormone	Estrogen transdermal	Estrogen oral
Alle Frauen Odds Ratio	1,0	1,2	4,1
Frauen mit genetischem Risiko für Thromboembolien (Faktor V Leiden- u./o. Prothrombin-Mutation) Odds Ratio	4,1	4,4	25,5

5.2.5 Hitzewallungen

Estrogenmangel-bedingte Hitzewallungen lassen sich durch eine Hormonsubstitution suffizient therapieren. Dabei spielt die Applikationsform (transdermal, oral) keine Rolle. Die Wirkung ist dosisabhängig. Aber auch bei niedriger Dosierung (0,3 mg/Tag konjugiertes Estrogen bzw. 0,5 mg/Tag Estradiol) kann innerhalb von vier Wochen bei 80% der behandelten Frauen eine signifikante Besserung der Hitzewallungen erzielt werden. Allerdings wurde in randomisierten Studien auch gezeigt, dass das Symptom der Hitzewallungen bei einem großen Teil der darunter leidenden Frauen (bis 60%) unter Placebogabe rückläufig ist. Diese Tatsache räumt einem Behandlungsversuch mit »alternativen Methoden« einen wichtigen Stellenwert ein.

5.2.6 Schlafstörungen

Oft können Schlafstörungen mit einer Änderung der Lebens- und Schlafgewohnheiten verbessert werden. Wichtig sind dabei ein regelmäßiger Schlaf-Wach-Rhythmus, Entspannung vor dem Schlafengehen, frische Luft im Schlafzimmer, reichlich Bewegung untertags und der Verzicht auf Alkohol und Nikotin.

Mittels Hormontherapie kann eine signifikante Besserung der Schlafstörungen erreicht werden. Diskutiert wird, dass eine Kombination mit Progesteron sinnvoll ist, da dessen Abbauprodukt Pregnanolon eine schlafinduzierende Wirkung besitzt.

Häufig beobachtet man einen Zusammenhang zwischen (nächtlichen) Hitzewallungen und Schlafstörungen, sei es, dass Aufwachphasen von Hitzewallungen begleitet sind oder aber nächtliche Hitzewallungen zu Aufwachphasen führen. Häufig zieht eine Besserung von Hitzewallungen durch die HT auch eine Linderung der Schlafstörungen nach sich.

5.2.7 Depression

Zur Ätiologie einer manifesten Depression in der Peri- und Postmenopause gibt es verschiedene Theorien. Neben der Depression als Syndrom mit neurobiologischer Genese wird der Hormonentzug als Ursache diskutiert. Unterstützt wird diese Annahme durch die oft erfolgreiche Therapie der Symptome mit einer niedrig dosierten Hormongabe. Wahrscheinlich spielt hierbei die Linderung von Schlafstörungen und Hitzewallungen wie auch die Behandlung von Begleiterkrankungen wie z.B. Diabetes mellitus, Hypertonie oder Migräne eine wichtige Rolle. In jedem Falle sollte jedoch eine Depression abgeklärt werden. Treten weitere Symptome wie psychotische Zeichen, Panikstörungen und evtl. sogar Substanzmissbrauch auf, sollte die Behandlung in die Hände eines Spezialisten gegeben werden. Depressive Verstimmungen können jedoch häufig effizient mit einer Estrogen-Gabe behandelt werden, auf eine Therapie mit Antidepressiva kann in diesen Fällen dann verzichtet werden. Die Wirkung ist hierbei dosisabhängig. Die Kombination mit Gestagenen kann bei sehr niedriger Estrogen-Gabe den positiven Effekt des Estrogens aufheben. Daher sollte zur Behandlung depressiver Verstimmungen stets ein Präparat mit niedriger Gestagendosis Verwendung finden. Nach Entfernung der Gebärmutter sollte auf den Gestagenzusatz verzichtet werden.

Es besteht ein enger Zusammenhang zwischen dem Auftreten von Hitzewallungen und depressiver Verstimmung. Oft führt eine suffiziente Reduktion von Hitzewallungen bereits zu einer deutlichen Besserung der depressiven Symptomatik. So zeigten z.B. in der HER-Studie lediglich die Frauen, die Hitzewallungen angaben, eine Linderung ihrer depressiven Verstimmungen unter Estrogentherapie.

5.2.8 Neuroprotektion

Die hormonelle Neuroprotektion ist eine bisher im Hintergrund stehende Thematik, die möglicherweise bei zunehmendem Anspruch auf geistige Vitalität im Alter an Bedeutung gewinnen wird. Es gibt Hinweise für einen kausalen Zusammenhang zwischen Estrogen und kognitiver Leistungsfähigkeit. So konnte z.B. eine Langzeitstudie zeigen, dass Frauen mit Estrogensubstitution eine bessere Durchblutung der Hippocampusregion und der Sprachzentren aufweisen. Diese Beobachtung korrelierte in der Studie mit dem Erhalt der kognitiven Fähigkeit bis ins hohe Alter. Die ganz überwiegende Mehrheit der bis heute veröffentlichten Beobachtungsstudien scheint eine Reduktion der Häufigkeit der Alzheimer-Erkrankung bei Frauen unter Hormontherapie zu zeigen. Die Qualität der Studien reicht jedoch nicht aus, um zum jetzigen Zeitpunkt eine eindeutige Aussage zu treffen. Wahrscheinlich ist ein günstiger Effekt auf kognitive Funktionen wie Kurz- und Langzeitgedächtnis, Reaktionsfähigkeit, Vigilanz und Lernvermögen und auch bei Patientinnen mit Morbus Alzheimer nur bei frühzeitigem Beginn der Hormontherapie, d.h. in der Prä- bzw. Perimenopause, zu erwarten. Durch Estrogenmangel ausgelöste Schäden scheinen irreversibel zu sein.

5.2.9 Haut und Haare

Der Abnahme der Haut-Elastizität durch sinkende Estrogenspiegel kann durch eine entsprechende Hormonsubstitution entgegengewirkt werden. Der Feuchtigkeitsgehalt der Haut nimmt unter der HT ebenso zu wie die Hautdicke. Die Durchblutung wird verbessert, die Elastizität und der Haut-Turgor nehmen zu. Auch eine Abnahme der Faltentiefe unter HT kann beobachtet werden. Dabei spielt die Darreichungsform der Estrogene eine untergeordnete Rolle, auch die transdermale Verabreichung zeigt messbare Resultate. Eine Kombination mit Gestagenen beeinträchtigt die positive Estrogenwirkung auf die Haut nicht.

Allerdings kann die HT die altersbedingte Veränderungen der Haut nicht aufhalten. Ein günstiger Effekt des Estrogens wird nur bei Frauen in einer Estrogenmangelsituation (und nicht etwa schon in einer früheren Lebensphase) beobachtet. Falten, die durch UV-Einwirkung und Rauchen bedingt sind, können durch Estrogene nicht beeinflusst werden.

Bei diffusem Haarausfall können neben der systemischen Hormonsubstitution estrogenhaltige Haarwässer in einigen Fällen eine Besserung bewirken.

5.2.10 Trockenheit der Schleimhäute

Während die Hormontherapie durchaus einen günstigen Einfluss auf das in der Postmenopause abnehmende Geschmacksvermögen haben kann, wird das im Alter nachlassende Riechvermögen durch Estrogengabe nicht verbessert.

Das Trockenheitsgefühl im Auge, das in der Postmenopause häufig mit Symptomen wie Brennen, Lichtempfindlichkeit und Rötung einhergeht, kann durch die Hormontherapie verbessert werden. Es kommt zu einer messbaren Zunahme der Menge an Tränenflüssigkeit. Manche Patientinnen berichten über eine Visus-Verbesserung unter Hormontherapie, die jedoch in Studien bislang nicht bestätigt werden konnte.

5.2.11 Behandlung der Scheidentrockenheit

Das Gefühl der trockenen Scheide ist oft verbunden mit Brennen und Juckreiz. Meist ist infolge der verminderten Milchsäureproduktion der pH-Wert erhöht (Norm: pH 4–4,4), das Risiko für eine bakterielle Infektion steigt. Als Therapiemöglichkeiten stehen neben der systemischen Hormonsubstitution (transdermal, oral) eine lokale Estrogenzufuhr mittels estrogenhaltiger Scheidenzäpfchen und Salben/Gelen zur Verfügung. Die vaginale, lokale Applikation von Estrogenen ist auch bei Frauen möglich, bei denen die systemische Hormontherapie kontraindiziert ist, wie z. B. nach einer Brustkrebserkrankung. Dieses gilt nicht für Estradiol wegen seiner hohen Bioverfügbarkeit und systemischen Wirkung nach vaginaler Anwendung. Die lokale Estrogensubstitution fördert die Durchblutung im Bereich der Scheidenwand. Die Transsudation von Sekret nimmt zu, der Feuchtigkeitsgehalt der Scheidenhaut steigt. Zytologisch ist die Estrogeneinwirkung auf die Epithelzellen objektivierbar. Bezüglich der Atrophie der Vaginalwand ist die lokale Estrogenapplikation in ihrer Wirksamkeit vergleichbar mit der systemischen (oralen oder transdermalen) Gabe.

Die Wirkung ist dabei mehr abhängig von der Dauer der Behandlung als von der Estrogendosis. Ein positiver Effekt wird oft erst nach acht Wochen Therapie erreicht.

Auch hormonfreie vaginale Suppositorien kommen zur Anwendung. So bewirkt z. B. die lokale Gabe von Hyaluronsäure, oft in Kombination mit Milchsäure bzw. Natriumlaktat verabreicht, eine Verbesserung des Scheidenmilieus mit Linderung der Beschwerden.

5.2.12 Libidomangel

Oft wird der Mangel an Libido durch die alleinige Verbesserung des Scheidenmilieus und der Schleimhautdurchblutung gebessert. Die Wirkung der Estrogene auf die Libido, abhängig von deren Wirkung auf die atrophischen Veränderungen im Bereich der Scheide und der Vulva und den positiven Wirkungen auf andere Wechselbeschwerden, wird in der Literatur unterschiedlich diskutiert. Eine Testosterontherapie kann erfolgreich sein, sollte aber grundsätzlich zusammen mit einer Estrogentherapie durchgeführt werden. Bei der Testosterontherapie ist der transdermalen Applikationsform der Vorzug zu geben (Gel, Matrixpflaster), weil so der hepatische First-Pass-Effekt umgangen werden kann.

5.2.13 Harninkontinenz

Die mangelnde Estrogenisierung im Urogenitalbereich führt nicht selten über eine Abnahme der Elastizität des Beckenbodens und über eine verminderte Durchblutung im Bereich der urogenitalen Gefäßplexus zu Stress- und Dranginkontinenz. Eine lokale Estrogengabe in Form von Scheidensuppositorien oder -gelen kann zur Besserung der urogenitalen Symptomatik führen. Die Regeneration der Mukosa von Harnröhre und -blase wird durch Estrogene verbessert. Die Durchblutung des Gefäßplexus wird gesteigert, die Elastizität des periurethralen Bindegewebes nimmt zu.

Zur Anwendung kommen neben der systemischen Hormontherapie auch lokale Estrogengaben, die schon in sehr niedriger Dosierung einen Effekt zeigen. Estriol besitzt dabei die geringste systemische Resorption bei lokaler (vaginaler) Anwendung. Neben der subjektiven Besserung der Inkontinenz kann die Estrogenwirkung häufig durch verbesserte urodynamische Werte (Urethraldruck, Verschlussdruck) objektiviert werden. Einschränkend muss allerdings erwähnt werden, dass der positive Effekt einer Hormontherapie auf die Inkontinenz bislang nicht durch prospektiv randomisierte Studien belegt wurde.

Auch nicht-medikamentöse Maßnahmen, wie z. B. gezielte Beckenbodengymnastik, Toilettentraining, Biofeedback oder Elektrotherapie können zu einer Besserung der Symptomatik bei urogenitalen Beschwerden führen.

5.2.14 Kardiovaskuläre Erkrankungen

Die Fachgesellschaften sind sich einig, dass die Hormontherapie zur Primärprophylaxe von Herz-Kreislauferkrankungen nach bisheriger Datenlage nicht geeignet ist.

Allerdings gibt es Hinweise dafür, dass bei gefäßgesunden Patientinnen mit funktionell intaktem arteriellen Endothel die Entwicklung einer Atherosklerose durch eine Estrogensubstitution verzögert werden kann. Insofern wird ein Zeitfenster diskutiert, in dem die HT durchaus eine kardioprotektive Wirkung aufweisen kann. Die Tatsache, dass eine Hormontherapie bei vaskulärer Vorschädigung zu einer Risikoerhöhung für Herzinfarkt und Schlaganfall führt, legt einen frühen Beginn (in der Perimenopause) der HT nahe. Es gibt Studien, die von einer 30%igen Risikoreduktion für kardiovaskuläre Erkrankungen sowohl bei alleiniger Estrogengabe als auch bei Kombination mit Gestagenen und frühem Beginn der Therapie berichten. Bei bereits vorhandenen arteriosklerotischen Gefäßveränderungen erhöht die HT jedoch das Risiko, sodass eine sekundäre Prävention mit Estrogenen nicht möglich ist.

5.2.15 Hormontherapie nach Mammakarzinom?

Zwar war das Rezidivrisiko unter Hormonsubstitution in diversen Beobachtungsstudien unterschiedlich und zum Teil war sogar keine Risikoerhöhung nachweisbar, dennoch sollten Frauen, die an Brustkrebs erkrankt sind, nur in seltenen, begründeten Ausnahmefällen und unter äußerst strenger Indikationsstellung eine Hormontherapie erhalten. Bis dato wurden nur zwei prospektiv randomisierte Studien zur Frage der Hormontherapie nach Mammakarzinom veröffentlicht (Holmberg L. et al., Schoultz E. et al.). Die HABITS-Studie (»Hormonal Replacement After Breast Cancer – Is it Safe?«, 447 Patientinnen aufgenommen) wurde nach im Median 2,1 Jahren abgebrochen, da ein relatives Risiko von 3,3 für ein Rezidiv unter Hormontherapie errechnet wurde. Diese Risikoerhöhung blieb im Vergleich zu Brustkrebspatientinnen ohne Hormontherapie auch nach vier Jahren follow-up (Median) signifikant erhöht. Die sogenannte Stockholm-Studie wurde aufgrund von Rekrutierungsproblemen abgebrochen und zeigte bei einer Nachbeobachtungszeit von im Median 4,1 Jahren an einer vergleichbaren Fallzahl keine Risikoerhöhung für Frauen mit Hormontherapie nach Brustkrebserkrankung. Insgesamt sind die Fallzahlen aller Studien zu diesem Thema sehr klein, und es ist aufgrund der Datenlage nicht möglich, ein individuelles Risikoprofil abzuschätzen. Unter der bisher geltenden Annahme, dass jegliche Hormontherapie bereits präexistierende maligne veränderte Brustdrüsenzellen im Wachstum stimulieren kann, sollte die Indikationsstellung zur HT nach Brustkrebserkrankung die Ausnahme bleiben. Grundsätzlich sollte die HAT Patientinnen mit Hormonrezeptor-negativen Tumoren in frühen Stadien vorbehalten bleiben. Im Falle einer durchgeführten HT sollte die Estrogendosis so niedrig wie möglich und die Dauer der Therapie so kurz wie möglich gehalten werden.

5.2.16 Therapie der postmenopausalen Osteoporose

Die Behandlung der postmenopausalen Osteoporose umfasst mehrere Aspekte. Neben der medikamentösen Therapie ist die Aufrechterhaltung der Mobilität der Patienten von höchster Wichtigkeit.

Zu den nicht-medikamentösen Behandlungsaspekten der postmenopausalen Osteoporose gehören:
- »Knochenbewusste« Ernährung (Calcium- und Vitamin-D-reich)
- Beibehaltung der körperlichen Aktivität, evtl. mit Bewegungstherapie und Gymnastik
- Schmerztherapie und psychische Betreuung
- Sturzprophylaxe
- Rehabilitation und Selbsthilfe im fortgeschrittenen Stadium

Bei der medikamentösen Therapie unterscheidet man neben der Basismedikation mit Calcium (1000 mg pro Tag) und Vitamin-D_3 (1000 I.E. pro Tag) zwischen antiresorptiver und osteoanaboler Therapie. Antiresorptive Arzneimittel reduzieren den gesamten Knochenumbau bei einer insgesamt positiven Knochenmassebilanz, osteoanabole Arzneimittel regen den Knochenumbau an, wobei hier die Stimulierung der Osteoblasten im Vordergrund steht.

Zu den antiresorptiven Substanzen gehören:
- Bisphosphonate
- Estrogene
- Strontiumranelat
- Raloxifen

(• Calcitonin)

Osteoanabole Substanzen sind:
- Parathormon
- Teriparatid
- Strontiumranelat

(• Fluorid)

Eine Hormontherapie zur Osteoporoseprävention oder auch -behandlung sollte nur in Erwägung gezogen werden, wenn bei der Patientin klimakterische Beschwerden im Vordergrund stehen.

5.2.16.1 Bisphosphonate

Die am häufigsten eingesetzten Substanzen zur Behandlung der postmenopausalen Osteoporose sind die Bisphosphonate.

Bisphosphonate werden an der Oberfläche des Knochens angereichert und hemmen die Osteoklasten, die für den Knochenabbau verantwortlich sind. Die Wirkmechanismen der Bisphosphonate sind im Einzelnen noch nicht endgültig geklärt, man geht jedoch von mehreren Angriffspunkten aus, von denen einige bereits experimentell nachgewiesen wurden. Hierzu gehören beispielsweise die Hemmung der Osteoklastenausreifung aus Monozytenvorstufen, die Hemmung der osteoklastären

Knochenresorption, die Hemmung der Osteoklastenaktivität oder auch die Hemmung der Produktion proteolytischer Enzyme oder Zytokine.

Tab. 8: Zur Behandlung der postmenopausalen Osteoporose zugelassene Bisphosphonate mit Einnahmeempfehlungen (Quelle: Fachinformationen)

Wirkstoff (Handelsname)	Dosierung	Allgemeine Einnahmeempfehlung (Abweichungen, Besonderheiten)	Abstand zu Nahrung, Getränken oder Arzneimitteln, insbesondere polyvalente Kationen
Alendronsäure (Fosamax®, Fosavance®, zahlreiche Generika)	oral, 10 mg tägl., 70 mg wöchentl., 70 mg wöchentl. kombiniert mit 2800 I.E. oder 5600 I.E. Vitamin D	Vor dem Frühstück	Mindestens 30 Minuten vorher
Etidronsäure (Didronel®, Generika)	oral, 400 mg tägl. über 14 Tage zyklisch, alle 3 Monate	Vor oder nach einer Mahlzeit	Mindestens 2 Stunden vorher oder nachher
Ibandronsäure (Bonviva®, Bondronat®)	oral, 150 mg monatl., i.v., 3 mg alle 3 Monate (Fertigspritze)	Nach einer nächtlichen Nüchternperiode (von mindestens 6 Stunden) und vor der ersten Nahrungs- oder Flüssigkeitsaufnahme des Tages	Mindestens 30 Minuten vorher (Bondronat®) Mindestens 1 Stunde vorher (Bonviva®)
Risedronsäure (Actonel®), Actonel® plus Calcium D	oral, 5 mg tägl., 35 mg wöchentl., 35 mg wöchentl. kombiniert mit 1000 mg Calcium und 880 I.E. Vitamin D an folgenden 6 Tagen	Vor dem Frühstück	Mindestens 30 Minuten vorher
Zoledronsäure (Aclasta®)	5 mg Jahresinfusion	–	–

Da die Bisphosphonate nur zu einem geringen Teil (0,5 bis 10%) resorbiert werden, ist die richtige Einnahme von entscheidender Wichtigkeit. Nahrung und mehrwertige Kationen können die Bioverfügbarkeit der Bisphosphonate beeinträchtigen. Insbesondere mit mehrwertigen Kationen wie z. B. Calcium, Aluminium, Magnesium, Zink und Eisen kommt es zu Interaktionen, bei denen die Bisphosphonate mit den mehrwertigen Kationen einen schwerlöslichen Komplex bilden, der im Darm schlecht resorbiert wird. Die Präparate sollten daher nüchtern mit einem Glas Leitungswasser (Vorsicht, auch in Mineralwasser können beachtliche Mengen an Calcium enthalten sein) und in aufrechter Haltung eingenommen werden. Bis 30 Minuten nach der Einnahme sollte die Patientin in aufrechter Körperhaltung verbleiben, um eine Freisetzung in der Speiseröhre, die zu Schleimhautschädigungen führen kann, zu vermeiden. In der Regel werden die Bisphosphonate gut vertragen. Nebenwirkungen treten in der Regel nur selten auf und sind meist gering ausgeprägt.

Die vom Dachverband Osteologie (DVO) empfohlene Einnahmedauer der Bisphosphonate beträgt drei bis fünf Jahre, danach sollte individuell über eine weitere Therapie mit Bisphosphonaten entschieden werden.

5.2.16.2 Strontiumranelat

Die Besonderheit von Strontiumranelat ist, dass es sowohl osteoanabol als auch antiresorptiv wirkt. Die antiresorptive Wirkung kommt über eine Verringerung der Osteoklastenaktivität zustande. Osteoanabol wirkt Strontiumranelat aufgrund einer Aktivierung der Replikation von Präosteoblasten und der Kollagensynthese in den Osteoblasten, sodass die Knochenmatrix verstärkt wird. Bei der Anwendung von Strontiumranelat kommt es selten – und wenn, zumeist nur vorübergehend – zu Nebenwirkungen. Am häufigsten treten Übelkeit, Durchfall oder auch Kopfschmerzen meist zu Beginn der Behandlung auf. Von allergischen Reaktionen wird lediglich in Einzelfällen berichtet. Bei Patientinnen mit erhöhtem Risiko für oder venösen Thromboembolien in der Vorgeschichte soll Strontiumranelat nur mit Vorsicht angewendet werden.

Strontiumranelat wird als Granulat einmal täglich eingenommen. Der Inhalt eines Beutels mit 2 g Wirkstoff wird in einem Glas Wasser zu einer Suspension aufgelöst und sofort getrunken. Zwischen der Aufnahme von Nahrung, Milch, Milchprodukten oder Calciumpräparaten und Strontiumranelat sollten mindestens zwei Stunden liegen, da diese Produkte bzw. Präparate die Bioverfügbarkeit von Strontiumranelat um 60 bis 70% reduzieren können (http://www.emea.europa.eu/humandocs/PDFs/EPAR/protelos/H-560-PI-de.pdf). Vorzugsweise sollte Strontiumranelat vor dem Schlafengehen eingenommen werden.

Nach den aktuellen DVO (Dachverband Osteologie)-Leitlinien gehört Strontiumranelat zu den Mitteln der ersten Wahl in der Behandlung der Osteoporose, da in klinischen Studien ein effektiver Schutz vor vertebralen und nicht-vertebralen Frakturen nachgewiesen werden konnte.

5.2.16.3 Parathormon (PTH)
Das Parathormon, ein Polypeptid aus 84 Aminosäuren, ist für die Calciumhomöostase zuständig. Gebildet und gespeichert wird es in der Nebenschilddrüse. Sinkt die extrazelluläre Calciumkonzentration, wird das PTH ins Blut abgegeben. Hauptwirkungen des PTH sind:
- Steigerung der Calciumkonzentration im Blut durch
  – Freisetzung von Calcium aus den Knochen
  – Steigerung der Rückresorption von Calcium aus der Niere
  – Stimulierung der Synthese von Calcitriol
- Reduzierung der Phosphatkonzentration im Blut durch
  – Steigerung der renalen Elimination von Phosphat

Intermittierend gegeben wirkt PTH osteoanabol, während bei kontinuierlicher Gabe eine osteolytische Wirkung vorliegt.

Das vollständig rekombinante PTH (1-84) ist für die Behandlung der Osteoporose bei Hochrisikopatienten zugelassen. Die Verabreichung erfolgt subcutan, 100 µg täglich. Die Behandlung ist auf 24 Monate beschränkt. Mögliche Nebenwirkungen sind Kopf-, Gliederschmerzen, Schwindel, Übelkeit, dyspeptische Beschwerden sowie erhöhte Calciumwerte in Blut und Urin.

5.2.16.4 Teriparatid (Forsteo®)
Teriparatid stellt ebenfalls ein rekombinantes PTH dar, das allerdings kürzer als das humane PTH ist, es besteht nur aus 34 Aminosäuren. Es ist zugelassen für die Behandlung der manifesten Osteoporose bei postmenopausalen Frauen und Männern mit hohem Frakturrisiko. Da der Beleg für eine sichere Langzeittherapie mit Teriparatid noch aussteht, ist die Behandlungsdauer auf 18 Monate begrenzt. Die empfohlene Dosis ist 20 Mikrogramm pro Tag, verabreicht durch eine einmal tägliche subkutane Injektion in Oberschenkel oder Abdomen. Wichtig ist, dass der Patient die richtige Injektionstechnik beherrscht. Das Nebenwirkungsprofil von Teriparatid entspricht im Wesentlichen dem von PTH.

Nach Beendigung der Therapie mit PTH oder Teriparpatid kann die Osteoporose-Behandlung mit anderen Osteoporose-Therapeutika fortgeführt werden.

5.2.16.5 Selektive Estrogen-Rezeptor-Modulatoren (SERMs)
Bei den SERMs Raloxifen und Lasofoxifen handelt es sich um Substanzen, die Agonisten oder Antagonisten am Estrogenrezeptor sind, allerdings nicht die typischen Nebenwirkungen des Estrogens aufweisen.

Raloxifen reduziert durch seine estrogenagonistische Wirkung auf den Knochen den Knochenabbau. Die Knochendichte wird stabilisiert und gegebenenfalls leicht erhöht, ohne jedoch Uterus und Brustdrüse zu beeinflussen.

Es konnte gezeigt werden, dass Raloxifen das Risiko für das Erstauftreten eines Wirbelkörperbruches im Vergleich zur Kontrollgruppe um etwa 50% reduziert

(MORE-Studie). Neben einem signifikanten Knochendichteanstieg an der Wirbelsäule wurde bei Raloxifen-Gabe eine Senkung kardiovaskulärer Risikoparameter des Lipidstoffwechsels wie Cholesterin und Fibrinogen beobachtet.

Die orale Dosierung von Raloxifen beträgt täglich 60 mg. Die häufigsten Nebenwirkungen sind Hitzewallungen, venöse thromboembolische Ereignisse, Wadenkrämpfe, grippeähnliche Symptome und periphere Ödeme.

Lasofoxifen ist ein weiteres SERM, das im Februar diesen Jahres die Zulassung für die Behandlung der Osteoporose bei postmenopausalen Frauen mit hohem Frakturrisiko bekommen hat. Die Anwendung erfolgt oral, 500 µg täglich. Die Tablette kann zu jeder Tageszeit, unabhängig von der Einnahme von Mahlzeiten und Getränken, eingenommen werden. Häufige Nebenwirkungen sind Muskelkrämpfe und Hitzewallungen.

5.2.16.6 Calcitonin

Calcitonin ist ein Polypeptid, das von der Schilddrüse produziert wird. Es hemmt die Osteoklasten-Aktivität; die Wirkung ist rezeptorvermittelt.

Calcitonin wird subcutan (50–100 I.E.) oder intranasal (200 I.E.) angewendet. Die Bedeutung von Calcitonin bei der Behandlung der Osteoporose ist heute eher gering. Gründe sind zum einen das Vorhandensein potenterer Arzneistoffe, was beispielsweise die Osteoklasten-hemmende Wirkung oder auch die Senkung der Frakturrate anbelangt, und zum anderen die häufig auftretenden einschränkenden Nebenwirkungen wie Übelkeit, Erbrechen und Hitzegefühl oder Irritationen der Nasenschleimhaut bei intranasaler Anwendung.

Bei Wirbelkörperfrakturen wird Calcitonin aufgrund seiner analgetischen Komponente als Kurzzeittherapeutikum eingesetzt; hier wurde ein schnelles Ansprechen des Knochenschmerzes beobachtet.

5.2.16.7 *Fluoride*

Die knochenaufbauende Wirkung der Fluoride wird durch die Aktivierung der Osteoblasten erzielt. Die Knochenstabilität nimmt aber nicht in gleichem Maße wie die Knochendichte zu, sodass die Knochen nicht wesentlich frakturstabiler werden.

Die Dosierungen von Natriumfluorid variieren von 20 bis 80 mg pro Tag. In den letzten Jahren werden eher noch niedrigere Dosierungen von 10 bis 15 mg empfohlen. Die Einnahme von Natriumfluorid erfolgt nach den Mahlzeiten. Häufige Nebenwirkungen sind gastrointestinale Unverträglichkeiten und das Lower extremity pain syndrome (LEPS). Hier kommt es zu Schmerzen im Bereich von Hüfte, Knie, Sprunggelenk und Ferse. Fluoride sollten nicht länger als 3 Jahre eingenommen werden.

5.2.16.8 *Anabolika*

Anabolika haben aufgrund ihrer Effekte auf die Muskulatur und ihrer Aktivierung von Osteoblasten eine Zulassung für die Behandlung der PMO. In der Praxis sind sie allerdings von geringer Bedeutung. Sinnvoll kann ihre Anwendung zum Beispiel bei muskelschwachen Patientinnen sein.

Zum Einsatz kommt z. B. Nandrolondecanoat. Die Dosierung beträgt 25–50 mg i. m. alle 4 Wochen über 6 Monate, danach sollte eine 3-monatige Pause folgen. Die Behandlungszeit sollte 3 Jahre nicht überschreiten. Die Anwendung bei Frauen ist aufgrund möglicher Virilisierungserscheinungen allerdings limitiert. Ferner kann es als unerwünschte Wirkung zu Leberschäden kommen.

5.2.17 Substanzen der Hormontherapie

In den 1990er Jahren bestand basierend auf der damaligen Datenlage bei etlichen Gynäkologen die Meinung, dass aufgrund der »positiven« Wirkungen der Hormontherapie nicht nur Frauen mit deutlichen Wechseljahrsbeschwerden, sondern mehr oder weniger jede Frau ab dem 50. Lebensjahr eine Hormontherapie erhalten solle. Zur Jahrtausendwende hin kam es dann zur Publikation der erwähnten Studien, die ein signifikant leicht erhöhtes Risiko für Brustkrebs durch eine Hormontherapie belegen konnten. Des Weiteren wurden Studien veröffentlicht, die den postulierten Nutzen in Frage stellten und erhebliche Risiken, vor allem bei Langzeitanwendung von Hormonen, nahelegten. Hierzu gehört auch die allgemein bekannte WHI-Studie, die für erheblichen Aufruhr sowohl bei Laien als auch innerhalb der Gesundheitsberufe geführt hat. Heute gilt, dass bei korrekt durchgeführter Hormontherapie (d. h. bei richtiger Indikationsstellung und Beachtung relativer und absoluter Kontraindikationen) der Nutzen der Therapie die Risiken überwiegt (siehe hierzu auch Kapitel Hormontherapie).

Zur Anwendung kommen unterschiedliche Substanzen. Zu nennen sind konjugierte equine Estrogene, Estradiol, Estriol, diverse Gestagene und Progesteron, die in unterschiedlichen Darreichungsformen (oral, transdermal, intramuskulär, vaginal), unterschiedlichen Konzentrationen und unterschiedlichen Applikationsschemata auf dem Markt vertreten sind.

5.2.17.1 *Estrogene*

Estrogenrezeptoren befinden sich sowohl im Zellkern als auch im Cytosol und sind funktionell Transkriptionsfaktoren. Sie liegen in zwei Formen vor: einer Alpha- und einer Beta-Untereinheit (ERα und ERβ), wobei beide Untereinheiten Gegenspieler-Funktionen übernehmen. So wirkt die Bindung an die ERα-Einheit in der Zelle aktivierend, während die Bindung an ERβ eher inhibierend wirkt. Auch erklärt sich auf diese Weise die partielle agonistische Wirkung der SERMs in verschiedenen Organsystemen. Entsprechend dem Verteilungsmuster der beiden Untereinheiten in unterschiedlichen Geweben ist die estrogene Wirkung der verschiedenen Substanzen in den verschiedenen Körpergeweben unterschiedlich stark ausgeprägt. ERα findet sich exprimiert vor allem im Endometrium und in der Leber. ERβ ist dagegen besonders im Gewebe des Ovars und im Intestinaltrakt vertreten. Die Besonderheit bei ERα ist die Tatsache, dass zu seiner Aktivierung nicht zwingend Estrogen nötig ist. Es gibt eine Reihe von Peptiden, die durch die Aktivierung von MAP-Kinasen Estrogenwirkungen hervorrufen können. Ein Hauptvertreter dieser Peptide ist das Insulin. Hieraus erklärt sich das bei Insulinresistenz erhöhte Risiko für ein Endometriumkarzinom.

Bei der Hormontherapie kommen auf der Seite der Estrogene im Allgemeinen die natürlichen Hormone zum Einsatz. Hierzu gehören Estradiol und Estradiolvalerat, das durch Esterspaltung in die Wirkform Estradiol umgewandelt wird, konjugierte equine Estrogene, eine Mischung von Sulfaten unterschiedlicher Estrogene (z.B. Estron, Equilin, Dihydroequilin, Equilenin etc.) sowie Estriol, ein schwach wirksamer Metabolit von Estradiol. Ethinylestradiol ist für die HT ungeeignet, da bei dieser Substanz das Risiko unerwünschter Nebenwirkungen und Komplikationen (insbesondere thromboembolische Geschehen, aber auch negativer Einfluss auf den Fettstoffwechsel) deutlich höher ist. Ethinylestradiol wird aufgrund seiner zyklusstabilisierenden und ovulationshemmenden Wirkung vorwiegend zur Kontrazeption eingesetzt.

Gemeinsam ist allen Estrogenen der aromatische Ring A mit freier Hydroxygruppe an der C3-Position (Phenolring). Die Veresterung führt zu einer inaktiven Form des Estrogens, die erst nach Umwandlung in Estradiol wirksam werden kann. Die Estrogene weisen ein unterschiedliches Wirkspektrum mit unterschiedlicher Wirkstärke auf, wobei synthetischen Estrogene im Allgemeinen am stärksten wirksam sind. Bei den konjugierten equinen Estrogenen handelt es sich um eine Mischung verschiedener Estrogensulfate, die aus dem Urin trächtiger Stuten gewonnen werden. Zu erwähnen sind auch die verschiedenen nicht-steroidalen Anti-estrogene (sogenannte SERMs), die eine ausgeprägte partielle Estrogenwirkung aufweisen können (Abb. 9).

Bei den messbaren Estrogenspiegeln unter Hormontherapie beobachtet man unabhängig von der Applikationsform sowohl große inter- als auch intraindividuelle Unterschiede, die zwischen 45% und 60% liegen können. Die Unterschiede sind zum Teil genetisch bedingt und korrelieren mit der individuell unterschiedlichen Metabolisierung der Hormone. Zum Teil sind die Unterschiede jedoch durch äußere Einflüsse wie Stress, Ernährung und Rauchen beeinflussbar. Nikotinabusus reduziert beispielsweise die Estrogenumwandlung durch eine Hemmung des Enzymsystems der Aromatase. Auch hinsichtlich des Estrogenmetabolismus wirkt Rauchen quasi anti-estrogen, da der Abbau von Estrogenen in der Leber durch eine Enzyminduktion beschleunigt wird. Dementsprechend sind Raucherinnen – in direkter Korrelation mit der Anzahl der täglich gerauchten Zigaretten – weniger fertil als ihre nichtrauchenden Altersgenossinnen und kommen in aller Regel früher in die Wechseljahre. Führt man bei Raucherinnen eine Hormontherapie durch, so muss im Allgemeinen davon ausgegangen werden, dass eine höher dosierte Estrogenmedikation nötig ist als bei Nichtraucherinnen. Aus diesen Gründen hat es in der Regel wenig Sinn, Hormonspiegelbestimmungen während der Substitutionstherapie durchzuführen. Normalerweise wird die richtige Dosis empirisch festgestellt, nämlich dann, wenn eine klinische Symptomlinderung eingetreten ist.

Estradiol unterliegt einem First-Pass-Effekt, sodass bei oraler Applikation eine höhere Dosierung als z.B. bei transdermaler Therapie nötig ist. Während der primären

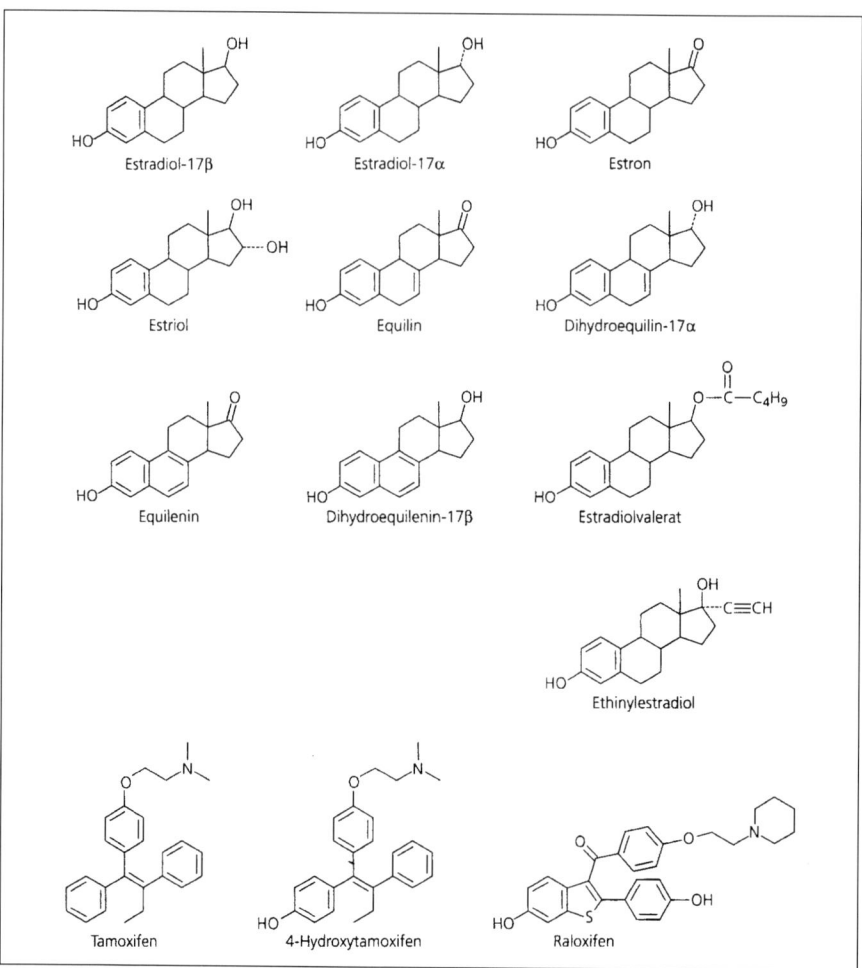

Abb. 9: Strukturformeln der für die Hormonsubstitution geeigneten Estrogene und Antiestrogene

Leberpassage ist die Estrogenkonzentration in der Leber um etwa ein Vierfaches höher als systemisch messbar. Dies bedeutet aber nicht zwingend, dass die transdermale Therapie mit weniger unerwünschten Nebenwirkungen vergesellschaftet ist, denn z. B. ist die positive Wirkung der Estrogene auf den Fettstoffwechsel direkt von der hepatischen Wirksamkeit der Estrogene abhängig.

Unerwünschte Wirkungen der Estrogene sind Depressionen, Kopfschmerzen, Nervosität, Unruhe, Magen-Darm-Beschwerden, Krämpfe in den Beinen, Spannungsgefühl oder Schmerzen in der Brust, Zwischen- bzw. Schmierblutungen, Ödembildung und Gewichtszunahme.

Der Metabolismus der Estrogene kann durch Arzneistoffe, die Cytochrom-P450-Enzyme induzieren, wie beispielsweise Phenytoin, Carbamazepin, Rifampicin oder auch Johanniskraut, verstärkt werden. Hierbei kann es zu Veränderungen des uterinen Blutungsmusters kommen. Bei Substanzen, die Enzyme des Cytochrom-P450-Systems hemmen, kann es bei gleichzeitiger Einnahme zu erhöhten Estrogenspiegeln kommen.

Estrogene können dosisabhängig die Glucosetoleranz und die periphere Insulinresistenz verändern, allerdings nur selten in klinisch relevantem Ausmaß. In solchen Fällen kann im Verlauf der Behandlung eine Hyperglykämie, noch seltener auch eine Hypoglykämie auftreten.

Für die Estrogene existieren verschiedene Darreichungsformen: peroral, vaginal, transdermal, nasal oder auch intramuskulär.

Tab. 9 liefert eine Übersicht über die verschiedenen Estrogene und ihre Darreichungsformen.

Tab. 9: Estrogene und ihre Darreichungsformen

Substanz	Darreichungsform	Applikationsweg	Dosierung	Indikation
17-beta-Estradiol	Tabletten	peroral	1–4 mg	Klimakterische Symptome, Osteoporose
	Vaginalcreme, -tabletten	vaginal	25 µg	Lokale vaginale Symptome
	Matrixpflaster, Membranpflaster	transdermal	25–100 µg	Klimakterische Symptome, Osteoporose
	Gel	perkutan	0,5–1 mg	Klimakterische Symptome
	Vaginalring	vaginal	2 mg	Lokale vaginale Symptome
	Nasenspray	nasal	300 µg	Klimakterische Symptome
17-beta Estradiolvalerat	Ampullen	i.m.	10 mg	Klimakterische Symptome, Osteoporose
	Tropfen, Tabletten, Dragees	peroral	1–4 mg	Klimakterische Symptome, Osteoporose
Estriol	Creme, Ovuli, Supp., Vaginalsupp.	vaginal	25–500 µg	Lokale vaginale Symptome
	Tabletten	peroral	1–2 mg	Klimakterische Symptome
Konj. equine Estrogene	Kapseln, Tabletten	peroral	0,3–1,25 mg	Klimakterische Symptome, Osteoporose

Welche Darreichungsform für die jeweilige Patientin geeignet ist, muss anhand der Symptomatik und in Absprache mit der Patientin festgelegt werden. Im Folgenden werden die Besonderheiten der Darreichungsformen kurz beschrieben:

Perorale Therapie

Estradiol, Estradiolvalerat
Estradiol und Estradiolvalerat werden nach oraler Gabe rasch resorbiert. Nach etwa 6 bis 8 Stunden wird ein Maximum der Estradiolserumspiegel erreicht. Estradiol unterliegt einem First-Pass-Effekt, sodass es im Darm und vor allem in der Leber durch Hydroxylierungen, Dehydrierungen und Konjugationen metabolisiert wird. Nach einigen Tagen stellt sich ein Gleichgewicht ein, sodass von relativ konstanten Estrogenspiegeln ausgegangen werden kann.

Bei oraler Gabe steht die Behandlung von Estrogenmangelsymptomen wie z. B. Hitzewallungen im Vordergrund. Sie sind auch zur Prävention der Osteoporose in der postmenopausalen Behandlung zugelassen, allerdings mit der Einschränkung, dass sie nur bei Frauen angewendet werden dürfen, die ein hohes Frakturrisiko und eine Unverträglichkeit oder Kontraindikation gegen andere zur Osteoporoseprävention zugelassene Arzneimittel aufweisen.

Estriol
Estriol unterliegt ebenfalls dem enterohepatischen Kreislauf. Maximale Serumspiegel werden bereits nach 1 bis 4 Stunden erreicht. Estriol zählt zu den kurz wirksamen Estrogenen und besitzt daher nur eine gering ausgeprägte proliferative Wirkung am Endometrium. Allerdings werden nach längerer Einnahme durch die Akkumulation im Serum höhere Werte gemessen. Indikationen für die perorale Gabe von Estriol sind klimakterische Beschwerden in der Prä- und Postmenopause sowie Estrogenmangel-bedingte Rückbildungserscheinungen an den Harn- und Geschlechtsorganen sowie an der Haut.

Konjugierte Estrogene
Konjugierte equine Estrogene, die aus dem Harn trächtiger Stuten gewonnen werden, enthalten in erster Linie die Hydrogensulfat-Ester des Estrons, Equilins und 17α/β-Estradiols. Etwa 50 % sind Estronsulfat, das nach peroraler Gabe zum Teil im Dünndarm gespalten, wieder konjugiert oder in Estradiol umgewandelt wird. Konjugierte Estrogene sind indiziert zur Hormontherapie bei Wechseljahressymptomen, die durch Estrogenmangel bedingt sind. Eine weitere Indikation ist die Prävention einer postmenopausalen Osteoporose, allerdings mit den bereits oben genannten Einschränkungen.

Für die perorale Einnahme gilt, dass die Tabletten möglichst immer zur gleichen Tageszeit unzerkaut mit reichlich Flüssigkeit eingenommen werden sollten.

Vaginale Therapie

Für die vaginale Therapie stehen Estradiol und Estriol zur Verfügung. Bei der vaginalen Anwendung stehen lokale urogenitale Beschwerden, die insbesondere in den Wechseljahren vermehrt auftreten, im Vordergrund. Um eine rein lokale Wirkung zu gewährleisten, müssen die Dosierungen deutlich niedriger als bei peroraler Gabe sein. Da Estrogene vom Vaginalepithel schnell und gut resorbiert werden und die Metabolisierungsrate deutlich niedriger als bei oraler Gabe ist, werden bei vaginal applizierten Dosen, die der oralen Gabe entsprechen, 10- bis 20-fach höhere Estrogenspiegel beobachtet. Daher sollte nach den ersten beiden Therapiewochen die vaginale Gabe lediglich zwei- bis dreimal pro Woche erfolgen.

Estradiol steht als Vaginaltablette (Vagifem®) und in Form eines elastischen Vaginalrings aus Silikon (Estring®) zur Verfügung. Die Vaginaltablette enthält 25 µg Estradiol und wird mit Hilfe eines Applikators tief intravaginal eingeführt. Die Vaginaltablette ist auf der Basis einer Hydroxypropylmethylcellulose-Matrix hergestellt und haftet auf dem Vaginalepithel. Dort gibt sie über 24 Std. kontinuierlich Estradiol ab. Nach dem Einführen nimmt die Matrix rasch Wasser auf und bildet eine mukoadhäsive Gelschicht auf der Tablettenoberfläche. Nach vollständiger Hydratisierung wird der Wirkstoff abgegeben. Dieser Vorgang setzt sich dann bis ins Tabletteninnere fort. Die Vaginaltablette sollte daher völlig trocken mit dem mitgelieferten Einmalapplikator eingeführt werden (Kircher, 2007). Die initiale Dosis beträgt täglich eine Vaginaltablette über zwei Wochen, anschließend wird auf eine Erhaltungsdosis von einer Vaginaltablette zweimal pro Woche gewechselt. Bei dieser Dosierung sind keine systemischen Wirkungen zu erwarten. Gleiches gilt für den Vaginalring, der in seinem Kern 2 mg Estradiol enthält und davon täglich konstant 7,5 µg Estradiol freisetzt. Der Vaginalring wird in das hintere Scheidengewölbe eingeführt und verbleibt dort für 3 Monate. Nach 3 Monaten wird der Vaginalring gegen einen neuen ausgetauscht. Nachdem der Arzt der Anwenderin die Handhabung erläutert hat, legt diese den Ring selbst ein. Um den Vaginalring einzulegen, wird er zu einer ovalen Form zusammengedrückt und dann so weit wie möglich eingeführt. Da der Ring elastisch ist, schiebt er sich nach dem Freigeben von selbst in die richtige Position. Die Position des Ringes kann jederzeit von der Anwenderin überprüft und – falls notwendig – korrigiert werden, ferner kann sie ihn entnehmen, falls gewünscht (beispielsweise beim Intimverkehr). Entfernt wird der Ring, indem die Patientin den Zeigefinger tief in die Scheide führt, den Ring einhakt und herauszieht. Der Ring kann mit lauwarmem Wasser abgespült und wieder eingeführt werden. Heißes Wasser, Desinfektionsmittel oder auch Reinigungsbürsten dürfen nicht verwendet werden, da sie die Freisetzungskinetik beeinflussen. Bei der Entsorgung ist wichtig, dass der Ring nicht in der Toilette weggespült wird, sondern kindersicher mit dem Hausmüll entsorgt wird, da er am Ende der Tragezeit noch beträchtliche Restmengen an Wirkstoff enthält.

Estriol wird in Form von Vaginalzäpfchen oder Vaginalcreme angewandt. Man beginnt in den ersten Wochen der Therapie (in der Regel sind dies drei Wochen) mit einer täglichen Applikaton eines Zäpfchens. um eine proliferative Wirkung auf das Endometrium zu vermeiden. Im Anschluss wird dann auf eine Erhaltungsdosis (zweimal wöchentliche Anwendung) gewechselt. Bei Dosierungen von 0,5 mg Estriol werden aufgrund der guten vaginalen Resorption systemische Blutspiegel erzielt, bei vaginaler Anwendung von 0,03 mg sind hingegen keine systemischen Effekte zu erwarten. Vaginalsuppositorien müssen unter 25 °C gelagert werden, da ihr Schmelzbereich auf Körpertemperatur eingestellt ist. Estriol ist Mittel der Wahl zur Behandlung von lokalen Estrogenmangelerscheinungen, wenn auf die systemische Wirkung verzichtet werden möchte/muss.

Vaginalcremes werden in der Regel mit Applikatoren geliefert. Bei der Anwendung ist die jeweilige Füllmarkierung der Einführhilfe zu beachten. Beim Herausnehmen des Applikators aus der Scheide sollte die Patientin darauf achten, nicht am Kolben zu ziehen, da sonst eventuell Vaginalcreme zurück in den Kolben gesaugt wird. Sind die Einführhilfen für den mehrmaligen Gebrauch bestimmt, müssen sie nach jeder Anwendung zerlegt und mit warmem Wasser und Seife gereinigt werden, wobei darauf geachtet werden sollte, dass Seifenreste gründlich abgewaschen werden.

Transdermale Therapie

Voraussetzung für die transdermale Applikation ist die Permeabilität der Haut. Diese ist für Estron hoch, für Estradiol und vor allem für Estriol deutlich geringer. Die Aufnahme des Estrogens ist zudem abhängig von der Durchblutung der Haut, die physiologischerweise tageszeitlichen Schwankungen unterworfen und abends signifikant höher als morgens ist.

Für die Hormontherapie stehen transdermale Systeme zur Verfügung, die entweder Estradiol oder Estriol, auch kombiniert mit einem Gestagen, enthalten.

Charakteristisch für Transdermalpflaster ist ihr verzögerter Wirkungseintritt sowie nach dem Entfernen bzw. Absetzen der Therapie ein verzögertes Wirkungsende. Ursache für diese Verzögerung ist die Tatsache, dass sich erst ein Wirkstoffdepot in den oberen Hautschichten bis zu einer Sättigung aufbauen muss, um den Wirkstoff systemisch verfügbar zu machen. Gleiches gilt beim Abziehen des Pflasters, es wird weiterhin Wirkstoff aus dem kutanen Depot freigesetzt.

Bei Transdermalpflastern unterscheidet man zwischen Matrix- und Membranpflastern.

Matrixpflaster sind sehr dünn, ca. 0,1 mm, und bestehen aus einer wasserundurchlässigen Polymerfolie, auf die die sogenannte Matrix aufgebracht ist. Die Matrix wiederum ist ein hochviskoser Klebstoff, in dem der Wirkstoff enthalten ist. Die Besonderheit der Matrixpflaster ist, dass alle Funktionen, nämlich Wirkstoffreservoir, Kontrollelement (was die Freisetzung anbelangt) und Haftkleber über die wirkstoffhaltige Klebeschicht abgedeckt werden. Der Wirkstoff wird aus dem Arzneistoffreservoir mittels Diffusion definiert pro Zeiteinheit freigesetzt; man spricht hier von einer diffusionskontrollierten Freigabe.

Bei Membranpflastern, die auch Reservoirpflaster genannt werden, befindet sich der Wirkstoff hingegen in einem Reservoir gelöst (z. B. alkoholisches Hydrogel). Die Abgabe des Wirkstoffes wird mittels Permeation über eine Membran, die sich zwischen Haut und Reservoir befindet, gesteuert, in diesem Fall wird von einer permeationskontrollierten Freigabe gesprochen. Werden Membransysteme zum Beispiel zur Dosisanpassung zerschnitten, ist eine schlagartige Freigabe der vollständigen Wirkstoffmenge (sogenanntes Dosedumping) möglich.

Bei den meisten Matrixsystemen hingegen wäre aufgrund des Aufbaus des Pflasters ein Zerschneiden zur individuellen Dosierung theoretisch möglich. Von Herstellerseite ist dies allerdings bei keinem transdermalen System vorgesehen.

Um eine gleichmäßige Freisetzung über den Klebezeitraum zu gewährleisten, enthalten Transdermalpflaster einen Überschuss an Estradiol. Das führt nach dem Entfernen des Pflasters zu Restgehalten an Wirkstoff, die zwischen 30 und 98 % liegen. Um Missbrauch, z. B. durch Kinder, zu vermeiden, sollte das Pflaster nach der Entfernung mit der Klebeseite nach innen zusammengeklappt mit dem Hausmüll entsorgt werden.

Membranpflaster müssen alle 3,5 Tage gewechselt werden, Matrixpflaster verbleiben 3, 5 oder 7 Tage am Körper.

Neben der Unterscheidung zwischen Membran- und Matrixpflastern wird noch zwischen kontinuierlicher und zyklischer Anwendung – analog zur peroralen Anwendung – unterschieden. Bei kontinuierlicher Anwendung wird bei jedem Pflasterwechsel direkt das nächste Pflaster an anderer Stelle geklebt, bei zyklischer Anwendung verbleibt das Pflaster mit den nötigen Wechseln an Tag 3, 5 oder 7 insgesamt drei aufeinander folgende Wochen am Körper, gefolgt von einer 7-tägigen Pause ohne Pflaster. Nach der Pause beginnt dann ein neuer Zyklus. Für die Lagerung gilt, dass die Pflaster auf keinen Fall länger bei Temperaturen über 25 °C gelagert werden dürfen.

Anwendung

Transdermalpflaster sollten auf Hautstellen geklebt werden, die eine gleichmäßige Resorptionsrate gewährleisten. Aus diesem Grund sollte die zu beklebende Hautstelle intakt, glatt, unbehaart, sauber und trocken sein, frei von Creme, Körperlotion oder Ähnlichem. Des Weiteren sind Hautareale, die vernarbt, tätowiert, z. B. durch Sonneneinstrahlung irritiert oder aber großem Druck durch Liegen oder Sitzen ausgesetzt sind, ungeeignet. Auch Stellen, an denen Gefahr besteht, dass sich das Pflaster aufgrund von Bewegung faltet oder durch enge Kleidung abgerieben werden kann, sind als Applikationsstellen nicht geeignet. Die zu beklebenden Hautstellen sollten innerhalb eines Tages vor der Anwendung des Pflasters nicht rasiert werden, da dabei entstehende Mikroläsionen ebenfalls zu einer veränderten Resorptionskinetik führen können. Gleiches gilt für eine intensive Reinigung der Haut vor dem Aufkleben. Hier kann es zu einer Hyperpermeabilität kommen. Auch Stellen, die erwärmt werden können, beispielsweise durch Sonnenbäder, Solarium oder auch

Heizkissen, dürfen nicht als Applikationsorte gewählt werden, da durch die Wärmeeinwirkung die Freisetzungsgeschwindigkeit aus dem System gesteigert werden kann.

Transdermale Estrogenpflaster sollen optimalerweise am Rumpf (Rücken oder Bauch), am Oberschenkel oder Oberarm aufgebracht werden; hier sind normalerweise keine signifikanten Unterschiede in der kutanen Resorptionsgeschwindigkeit zu erwarten. Einige Hersteller empfehlen auch eine Applikation am Gesäßbereich, da in diesem Bereich weniger Hautirritationen auftreten als an anderen Hautstellen. Hier muss allerdings darauf geachtet werden, dass eine Stelle gewählt wird, die beim Sitzen oder Liegen keinem vermehrten Druck ausgesetzt ist. Auf die Brüste oder in die Nähe der Brust dürfen die Estradiolpflaster nicht geklebt werden.

Nach der Entfernung der Schutzfolie wird das Pflaster auf die Haut aufgebracht und etwa 10 bis 30 Sekunden (die Angaben variieren von Hersteller zu Hersteller) mit der Handfläche fest auf die Stelle gepresst. Die Patientin sollte darauf achten, dass sie dabei die Klebefläche nicht mit ihren Fingern berührt. Ist das Pflaster ordnungsgemäß angebracht, kann die Patientin wie gewohnt duschen und baden. Zu heißes Baden, Saunaaufenthalte oder auch starkes Schwitzen können allerdings dazu führen, dass sich das Pflaster ablöst.

Die Applikationsstellen sollen zwischen den Anwendungen gewechselt werden. Nach einer Pause von mindestens einer Woche kann die spezielle Stelle erneut als Applikationsort benutzt werden. Die Entfernung des Pflasters sollte langsam erfolgen, um Hautirritationen zu vermeiden. Zurückbleibende Klebereste können durch vorsichtiges Abrubbeln mit einer Creme oder öligen Körperlotion entfernt werden.

Sollte sich ein Pflaster vorzeitig vor Ablauf des 7- bzw. 3,5-Tage-Intervalls lösen, z.B. durch starkes Schwitzen, sollte es entweder wieder aufgeklebt oder durch ein neues Pflaster ersetzt werden (Angaben je nach Hersteller unterschiedlich).

Vergisst die Patientin, ein neues Pflaster zu kleben, sollte sie das so schnell wie möglich nachholen. Das nächste Pflaster sollte dann nach dem normalen Intervall angewendet werden. Je länger das Kleben des Pflasters vergessen wird, desto höher ist die Wahrscheinlichkeit für das Auftreten von Durchbruch- und Schmierblutungen.

Vorteilhaft ist die transdermale Hormonsubstitution bei Frauen mit Erkrankungen des Magen-Darm-Traktes, die zu unsicherer Resorption führen können (Gastritis, Ulzera etc.). Ebenso wird ein möglicher Vorteil der transdermalen Applikation bei Erkrankungen der Galle und der Leber sowie bei Patientinnen mit Hypertriglyzeridämie (orale Gabe von Estrogen hemmt die hepatische Lipase), Hypertonie (keine Stimulation des Renin-Angiotensin-Aldosteron-Systems), mit Thrombosen in der Vorgeschichte oder bei Nebenwirkungen, die durch schwankende Estrogenspiegel bei oraler Gabe bedingt sein können (wie beispielsweise Kopfschmerzen), diskutiert. Hierzu gibt es allerdings, aufgrund nicht ausreichender Datenlage, keine Empfehlungen.

Die transdermale Form der Estrogensubstitution ist bei Frauen mit Androgenmangel zu bevorzugen, da die Verstoffwechselung des Estrogens nach oraler Gabe zu einer Erhöhung des Sexualhormon-bindenden Globulins (SHGB) führt und damit konsekutiv zu einer gesteigerten Bindung von freiem Testosteron, was letztlich in noch niedrigeren Androgenspiegeln resultiert. Dieser Effekt wird bei der transdermalen Applikation nicht beobachtet.

Bei hysterektomierten Frauen ist eine Estrogen-Monotherapie angezeigt, wenn keine andere Indikation zur Einnahme von Gestagenen vorliegt (z. B. Endometriose). Nicht hysterektomierte Frauen wenden entweder ein kombiniertes Pflaster (Estrogen-Gestagen) an oder müssen zusätzlich ein Gestagen einnehmen. Es gibt unterschiedliche Schemata, die von mindestens 10 bis 14 Tagen Gestagenapplikation pro Zyklus bis zu einer alle drei Monate durchgeführten Gestageneinnahme reichen.

Tab. 10 gibt eine Übersicht über die auf dem deutschen Markt zur Verfügung stehenden Transdermalpflaster zur HT.

Tab. 10: Transdermale Pflaster, die für die Hormontherapie zur Verfügung stehen (Stand: Rote Liste, Juni 2009)

Fertigarzneimittel	Wirkstoff(e)	Prinzip der Freigabe	Größe des Pflasters	Applikationsdauer	Applikationsort	Freisetzungsrate	Therapieschema
Cutanum® 50 µg/24 h 100 µg/24 h Transdermales Pflaster	Estradiol 3,8 mg 7,6 mg	Matrix	12,5 cm² 25 cm²	7 Tage	Rumpf, Gesäßbereich	50 µg/24 h 100 µg/24 h	kontinuierlich, zyklisch
Dermestril® 25/50/100/24 h Transdermales Pflaster	Estradiol 2,0 mg 4,0 mg 8,0 mg	Matrix	9 cm² 18 cm² 36 cm²	3–4 Tage	Hüfte, oberer Gesäßquadrant, Abdomen	25 µg/24 h 50 µg/24 h 100 µg/24 h	kontinuierlich, zyklisch
Dermestril®-Septem 25/50/75/24 h	Estradiol 2,5 mg 5,0 mg 7,5 mg	Matrix	11,25 cm² 22,5 cm² 33,75 cm²	7 Tage	Hüfte, oberer Gesäßquadrant, Abdomen	25 µg/24 h 50 µg/24 h 75 µg/24 h	kontinuierlich, zyklisch
'Estalis® 50/250	Estradiol 0,51 mg Norethisteronacetat (NETA) 4,8 mg	Matrix	16 cm²	3–4 Tage	Bauch	Estradiol 50 µg/24 h NETA 250 µg/24 h	kontinuierlich
Estraderm TTS®	Estradiol 2,0 mg 4,0 mg 8,0 mg	Membran	5 cm² 10 cm² 20 cm²	3–4 Tage	Bauch, Gesäß	25 µg/24 h 50 µg/24 h 100 µg/24 h	kontinuierlich, zyklisch
Estradiol 25 TTS/50 TTS/ 100 TTS - 1A Pharma®	Estradiol 2,0 mg 4,0 mg 8,0 mg	Matrix	10 cm² 20 cm² 40 cm²	3–4 Tage	hintere Hüftpartie	25 µg/24 h 50 µg/24 h 100 µg/24 h	kontinuierlich, zyklisch

Behandlung der Wechselbeschwerden 69

Fertigarzneimittel	Wirkstoff(e)	Prinzip der Freigabe	Größe des Pflasters	Applikationsdauer	Applikationsort	Freisetzungsrate	Therapieschema
Estradiol 37,5 TTS - 1A Pharma®	Estradiol 3,0 mg	Matrix	15 cm²	3–4 Tage	Bauch, hintere Hüftpartie	37,5 µg/24 h	kontinuierlich, zyklisch
Estradiol 75 uno TTS - 1A Pharma®	Estradiol 6,0 mg	Matrix	30 cm²	7 Tage	hintere Hüftpartie	75 µg/24 h	kontinuierlich, zyklisch
Estradot®	Estradiol 0,39 mg 0,585 mg 0,78 mg 1,17 mg 1,56 mg	Matrix	2,5 cm² 3,75 cm² 5 cm² 7,5 cm² 10 cm²	3–4 Tage	Abdomen	25 µg/24 h 37,5 µg/24 h 50 µg/24 h 75 µg/24 h 100 µg/24 h	kontinuierlich
¹Estragest TTS®	Estradiol 5 mg Norethisteronacetat (NETA) 15 mg	Membran	10 cm²	3–4 Tage	Gesäß, Hüfte, Abdomen	Estradiol 25 µg/24 h NETA 125 µg/24 h	kontinuierlich
Estramon® 25/-50/-75/-100 Transdermale Pflaster	Estradiol 2,0 mg 4,0 mg 6,0 mg 8,0 mg	Matrix	10 cm² 20 cm² 30 cm² 40 cm²	3–4 Tage	hintere Hüftpartie	25 µg/24 h 50 µg/24 h 75 µg/24 h 100 µg/24 h	kontinuierlich, zyklisch
Estramon® Uno 50/- Uno 75/- Uno 100 Transdermale Pflaster	Estradiol 4,0 mg 6,0 mg 8,0 mg	Matrix	20 cm² 40 cm²	7 Tage	hintere Hüftpartie	50 µg/24 h 75 µg/24 h 100 µg/24 h	kontinuierlich, zyklisch
Estramon® 37,5 Transdermale Pflaster	Estradiol 3,0 mg	Matrix	15 cm²	3–4 Tage	Bauch, hintere Hüftpartie	37,5 µg/24 h	kontinuierlich

Tab. 10: Transdermale Pflaster, die für die Hormontherapie zur Verfügung stehen (Stand: Rote Liste, Juni 2009)

Fertigarzneimittel	Wirkstoff(e)	Prinzip der Freigabe	Größe des Pflasters	Applikationsdauer	Applikationsort	Freisetzungsrate	Therapieschema
Fem7® - 50 µg	Estradiol-Hemihydrat 1,5 mg	Matrix	15 cm²	7 Tage	obere Gesäßregion, Hüfte, Bauch	50 µg/24 h	kontinuierlich
²Fem7® Combi	Phase 1: Estradiol-Hemihydrat 1,5 mg Phase 2: Estradiol-Hemihydrat 1,5 mg Levonorgestrel 1,5 mg	Matrix	Phase 1: 15 cm² Phase 2: 15 cm²	7 Tage	Gesäß Hüfte	Phase 1: 50 µg/24 h Phase 2: Estradiol 50 µg/24 h Levonorgestrel 10 µg/24 h	kontinuierlich sequenziell Phase 1: Pflaster alle 7 Tage die ersten 14 Tage; Phase 2: Pflaster alle 7 Tage 2. Hälfte des Zyklus (an Tag 14–28)
²Fem7® Conti	Estradiol-Hemihydrat 1,5 mg Levonorgestrel 0,525 mg	Matrix	15 cm²	7 Tage	Gesäß Hüfte	Estradiol 50 µg/24 h Levonorgestrel 7 µg/24 h	kontinuierlich

Behandlung der Wechselbeschwerden

Fertigarzneimittel	Wirkstoff(e)	Prinzip der Freigabe	Größe des Pflasters	Applikationsdauer	Applikationsort	Freisetzungsrate	Therapieschema
[1]Sequidot®	Phase 1: Estradiol 0,78 mg Phase 2: Estradiol 0,51 mg Norethisteronacetat (NETA) 4,80 mg	Matrix	Phase 1: 5 cm² Phase 2: 16 cm²	3–4 Tage	Bauch	Phase 1: 50 µg/24 h Phase 2: Estradiol 50 µg/24 h NETA 250 µg/24 h	kontinuierlich sequentiell Phase 1: Pflaster alle 3–4 Tage die ersten 14 Tage (insgesamt 4 Pflaster); Phase 2: Pflaster alle 3–4 Tage 2. Hälfte des Zyklus (an Tag 14–28; insgesamt 4 Pflaster)
Tradelia® 25/50/100 Transdermales Pflaster	Estradiol 2,0 mg 4,0 mg 8,0 mg	Matrix	9 cm² 18 cm² 36 cm²	3–4 Tage	Bauch, Gesäß	25 µg/24 h 50 µg/24 h 100 µg/24 h	kontinuierlich, zyklisch
Tradelia® seven 50 µg/75 µg/24 h Transdermales Pflaster	Estradiol 5,0 mg 7,5 mg	Matrix	22,5 cm² 33,75 cm²	7 Tage	Hüfte, oberer Gesäßquadrant, Lendenregion, Abdomen	50 µg/24 h 75 µg/24 h	kontinuierlich, zyklisch

Modifiziert nach Kircher, Informationen aus den Fachinformationen
[1]Estradiol+NETA   [2]Estradiol+Levonorgestrel

Perkutan

Zur perkutanen Anwendung von Estradiol stehen für die Behandlung von Estrogenmangel-bedingten Symptomen Gele (in der Regel mit einer Dosierhilfe) zur Verfügung. Sie können kontinuierlich oder zyklisch angewendet werden. Die Anfangsdosis sollte anhand der Symptome festgelegt werden und beträgt üblicherweise 1,0 mg Estradiol (1,0 g Gel) pro Tag. Je nach klinischem Ansprechen kann die Dosis nach 2 bis 3 Zyklen individuell von 0,5 bis 1,5 g Gel täglich angepasst werden, entsprechend 0,5 bis 1,5 mg Estradiol pro Tag.

Die jeweilige Dosis wird einmal täglich auf die Haut des Unterkörpers oder täglich wechselnd auf die Haut des rechten oder linken Oberschenkels aufgetragen. Die Auftragsfläche sollte 1 bis 2 Handflächen groß sein. Das Gel darf nicht auf die Brüste, das Gesicht oder gereizte Hautflächen aufgetragen werden. Nach dem Auftragen sollte das Gel einige Minuten lang trocknen und die entsprechende Hautpartie für etwa eine Stunde nicht gewaschen werden. Auch der Kontakt mit den Augen ist zu vermeiden. Nach dem Auftragen sollten die Hände gründlich gewaschen werden.

Auch bei dieser Applikation muss bedacht werden, dass Patientinnen mit Uterus eine geeignete Dosis eines Gestagens für eine angemessene Dauer (z.B. an 12 bis 14 aufeinander folgenden Tagen pro Monat oder kontinuierlich) einnehmen müssen, um die Ausbildung einer Endometriumhyperplasie zu verhindern.

Nasal

Estradiol stand auch als Nasenspray zur Verfügung (Aerodiol®), ist aber mittlerweile nicht mehr auf dem Markt. Mittels zweier Sprühstöße wurden 300 µg Estradiol über die Nasenschleimhaut verabreicht. Da die Nasenschleimhaut stark durchblutet ist, kommt es zu einer raschen Resorption. Vorteil bei dieser Applikation ist auch die Umgehung des First-Pass-Effektes. Bereits nach 12 Stunden werden wieder die Estradiol-Serumspiegel-Ausgangswerte erreicht. Bei dieser Anwendung wurde von einer gepulsten Estrogentherapie gesprochen. Die Wirksamkeit von Estradiol bei nasaler Anwendung entspricht der einer oralen Therapie von 2 mg bzw. einer transdermalen Therapie von 50 µg Estradiol. Bei der Anwendung des Nasensprays kam es häufig zu Kribbeln, Jucken, Niesen und Schnupfen. Bei Frauen mit Uterus muss beachtet werden, dass diese zusätzlich ein Gestagen-Präparat anwenden müssen. Das Nasenspray wurde einmal täglich über 21 bis 28 Tage lang angewendet, gefolgt von einer 2- bis 7-tägigen Pause.

Intramuskulär

Estradiolvaleriat kann im Rahmen der Hormontherapie auch i.m. als Depot verabreicht werden (z.B. Estradiol-Depot 10 mg Jenapharm® oder Gynodian® Depot (in Kombination mit Prasteronenantat)). Die Injektionslösung wird alle 2 bis alle 4 Wochen intramuskulär injiziert. Die alleinige Gabe bleibt hysterektomierten Frauen vorbehalten, Frauen mit intaktem Uterus müssen zusätzlich an 10 bis 14 Tagen pro Zyklus ein Gestagen substituieren. Neben den allgemein beschriebenen Nebenwirkungen der Hormontherapie kann es bei i.m.-Applikation zu lokalen Reizungen an der Einstichstelle kommen.

Subkutan

In Deutschland nicht zugelassen sind subkutan mittels Einführtrokar zu applizierende Stäbchen, die im Fettgewebe unter der Haut, bevorzugt am Unterbauch, zu liegen kommen und die 25 mg Estradiol als Depot enthalten. Das Estradiol wird langsam resorbiert und sehr gleichmäßig abgegeben, sodass es kaum zu Schwankungen der Estrogenspiegel kommt. Nach Absetzen der Therapie (durch Entfernung des Stäbchens) sind noch bis zu einem Jahr erhöhte systemische Estrogenkonzentrationen zu messen.

Sublingual

Wird Estradiol sublingual verabreicht, beobachtet man hohe Serumspiegel von Estradiol, da die Substanz über die Mundschleimhaut schnell absorbiert wird und die Metabolisierung gering ist. In Deutschland ist allerdings kein Arzneimittel für die sublinguale Applikation von Estradiol auf dem Markt.

SERMs (Selective Estrogen Receptor Modulators, Selektive Estrogenrezeptor-Modulatoren)

SERMs sind estrogenagonistische bzw. estrogenantagonistische Arzneimittel. Sie wirken estrogenagonistisch im Knochen und kardiovaskulären System und antagonistisch im Brustgewebe. Die Gewebsspezifität lässt sich durch die unterschiedliche Wirkung der beiden Estrogen-Rezeptor-Subtypen (α und β), die unterschiedliche intrazelluläre Umgebung in den Geweben sowie die unterschiedliche Struktur des SERM-Estrogenrezeptor-Komplexes und dessen spezifische DNA-Bindungsstsellen erklären. Haupteinsatzgebiet ist die Behandlung der Osteoporose (siehe auch Therapie der postmenopausalen Osteoporose) sowie das estrogensensitive Mammakarzinom. Typische SERMs sind Raloxifen und Lasofoxifen, deren Indikation Prävention und Behandlung der postmenopausalen Osteoporose ist, sowie Tamoxifen und Toremifen, die bei hormonabhängigem Mammakarzinom eingesetzt werden.

Es besteht eine lineare Estrogen-Dosis-Wirkungs-Beziehung (siehe Abb. 10). Die Kombination mit einem Gestagen verstärkt in aller Regel die Wirkung auf Hitzewallungen.

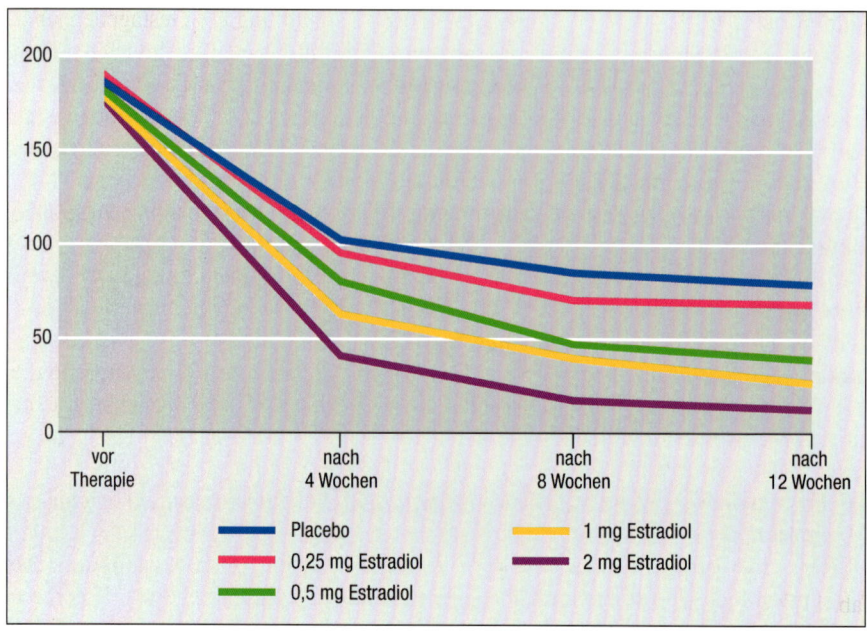

Abb. 10: Dosis- und zeitabhängiger Effekt von Estradiol auf die Zahl der Hitzewallungen pro Woche (KLIM/PD/8/USA; 2)

5.2.17.2 Gestagene

Progesteron, das natürliche Gestagen, wird im Körper rasch hepatisch metabolisiert und hat nur eine geringe Halbwertszeit. Bei Anwendung des natürlichen Gestagens sind hohe Dosen notwendig. Aus diesem Grund sind synthetische Gestagene entwickelt worden, die mittels bestimmter Substituenten im Steroidgerüst langsamer inaktiviert werden und damit oral in relativ niedrigen Dosen angewendet werden können.

Progesteron wird hauptsächlich vom Corpus luteum gebildet, das nach der Ovulation entsteht. Die tägliche Bildung von Progesteron ist zyklusabhängig, in der Proliferationsphase werden täglich nur wenige Milligramm an Progesteron gebildet, in der Sekretionsphase 10 bis 20 mg/Tag. Progesteron bereitet das proliferierte Endometrium auf die Einbettung der befruchteten Eizelle vor und verhindert die Entstehung einer Endometriumhyperplasie. Sinkt der Progesteronspiegel am Ende eines normalen Zyklus plötzlich ab, kommt es zur Abbruchblutung.

Gemeinsam ist allen pharmakologisch wirksamen Gestagenen die Ketogruppe in Position 3 und die Doppelbindung zwischen C4 und C5. Gestagene, die von dieser Struktur abweichen, sind Prodrugs, die nach der Einnahme in die Wirksubstanz umgewandelt werden. Bei den zur Hormontherapie geeigneten Gestagenen unterscheidet man im Wesentlichen zwischen Progesteron- (»Pregnane«) und 19-Nortestosteron-Derivaten (»Estrane«) (siehe Tab. 11).

Unerwünschte Wirkungen einer medikamentösen Behandlung mit Gestagenen sind Kopfschmerzen, Müdigkeit, Gewichtszunahme, Spannungsgefühl in der Brust, Niedergeschlagenheit sowie Verminderung der Libido. Einige der Metaboliten des Progesterons haben sedierende Eigenschaften. Daher sollte die orale Gabe bevorzugt abends erfolgen. (Bei der vaginalen Anwendung empfiehlt sich aus Praktikabilitätsgründen ebenfalls die abendliche Anwendung.)

Der Metabolismus der Gestagene kann durch Arzneistoffe, die Cytochrom-P450-Enzyme induzieren, wie beispielsweise Phenytoin, Carbamazepin, Rifampicin oder auch Johanniskraut, verstärkt werden. Hierbei kann es zu Veränderungen des uterinen Blutungsmusters kommen. Substanzen, die Enzyme des Cytochrom-P450-Systems hemmen, führen bei gleichzeitiger Einnahme zu erhöhten Gestagenspiegeln.

Gestagene können dosisabhängig die Glucosetoleranz und die periphere Insulinresistenz verändern, allerdings nur selten in klinisch relevantem Ausmaß. In solchen Fällen kann im Verlauf der Behandlung eine Hyperglykämie, noch seltener auch eine Hypoglykämie auftreten.

Tab. 11: Gestagene

Substanz	Darreichungsform	Applikationsweg	Dosierung	Wirkungsspektrum
Progesteron	Tabletten	peroral (vaginal, »Off-label-use«)	200–300 mg	gering antiandrogen, glucocorticoid, antimineralcorticoid
Progesteron-Derivate (»Pregnane«)				
Chlormadinonacetat	Tabletten	peroral	1–2 mg	antiandrogen, glucocorticoid
Cyproteronacetat	Tabletten	peroral	1 mg	antiandrogen
Medroxyprogesteronacetat	Tabletten	peroral	2,5–10 mg	gering androgen
Medrogeston	Tabletten	peroral	2–5 mg	gering antiandrogen

Tab. 11: Gestagene

Substanz	Darreichungsform	Applikationsweg	Dosierung	Wirkungsspektrum
Dydrogesteron	Tabletten	peroral	5–10 mg	gering antimineralcorticoid
19-Nortesteron-Derivate (»Estrane«)				
Dienogest	Tabletten	peroral	2 mg	antiandrogen
Levonorgestrel	Tabletten	peroral	0,04–0,25 mg	
	Transdermalpflaster	transdermal	7–10 µg/24 h	androgen
Norethisteron (-acetat)	Tabletten	peroral	0,5–1 mg	androgen
	Transdermalpflaster	transdermal	125–250 µg/24 h	
Tibolon	Tabletten	peroral	2,5 mg	gestagen, androgen, estrogen

Progesteron

Progesteron, das physiologische Gestagen, sorgt in der Lutealphase, die auch Gelbkörperphase des Zyklus genannt wird, für eine Transformation des proliferierten Endometriums und verhindert eine Endometriumhyperplasie. Da Progesteron stark metabolisiert wird, müssen bei peroraler Anwendung relativ hohe Dosen eingenommen werden. In Deutschland steht ein Präparat mit 100 mg Progesteron (Utrogest®) zur Ergänzung einer Estrogenbehandlung bei Beschwerden in und nach den Wechseljahren bzw. nach operativer Entfernung der Eierstöcke (klimakterisches Syndrom nach natürlicher oder artifizieller Menopause) zur Verfügung. Im Serum liegt Progesteron nur zu ca. 3 % in freier Form vor, etwa 17 % sind an CBG (Cortisonbildendes Globulin) und 80 % an Albumin gebunden.

Progesteron-Derivate

Chlormadinonacetat
Das Gestagen ist in Deutschland als Monopräparat in einer Dosierung von 2 mg (Chlormadinon 2 mg fem JENAPHARM®) erhältlich. Anwendungsgebiet ist unter anderem der Zusatz zu einer Substitutionstherapie mit Estrogenen. Chlormadinon unterliegt nahezu keinem First-Pass-Effekt, sodass es eine Bioverfügbarkeit von fast 100 % hat. Die antiandrogene Wirkung entspricht etwa 20 % bis 40 % der des Cyproteronacetats. Chlormadinon bindet an Albumin, nicht jedoch an SHBG. Chlormadinon wird im Fettgewebe gespeichert, wodurch sich die relativ lange Halbwertszeit erklären lässt.

Cyproteronacetat
Im Rahmen der HT steht zurzeit ein Präparat mit der Kombination Estradiolvalerat und Cyproteronacetat auf dem deutschen Markt zur Verfügung (Climen®). Die Dosierung beträgt 1 mg. Darüber hinaus wird Cyproteronacetat zur Kontrazeption sowie bei Frauen mit Androgenisierungserscheinungen in Dosierungen von 2 bis 10 mg eingesetzt. Es besitzt stark antiandrogene und glucocorticoide Partialwirkung. Im Serum liegt es an Albumin gebunden vor. Bei der Metabolisierung entsteht z. B. der pharmakologisch aktive Metabolit 15-Hydroxycyproteronacetat, der noch relativ stark antiandrogen, aber nur schwach gestagen wirkt.

Medroxyprogesteronacetat
Medroxyprogesteronacetat steht in Kombination mit Estradiol und Estradiolvalerat in Form von Tabletten zur Verfügung, die Dosierung liegt bei 2,5 mg bis 10 mg. (Bei einer sequenziellen Hormontherapie werden 5 mg/Tag zur Endometriumprotektion benötigt, bei einer kontinuierlichen Therapie ist eine Dosierung von 2,5 mg/Tag ausreichend). Medroxyprogesteronacetat, das im Serum ausschließlich an Albumin gebunden vorliegt, hat eine Bioverfügbarkeit von nahezu 100 %. Metabolisiert wird die Substanz zum Großteil über Hydroxylierungsreaktionen.

Medrogeston
Das Gestagen Medrogeston, das eine schwache antiandrogene Wirkung besitzt, die allerdings ohne klinische Relevanz ist, wird in Deutschland in Kombination mit konjugierten Estrogenen (Presomen®) angeboten. Auch Medrogeston ist im Serum überwiegend an Albumin gebunden und wird zum Großteil über Hydroxylierungsreaktionen metabolisiert.

Dydrogesteron
Die Struktur von Dydrogesteron ist identisch mit der von Progesteron mit Ausnahme der sterischen Konfiguration von Ring A/B. In Deutschland ist es zur Hormontherapie in Kombination mit Estradiol in Konzentrationen von 5 mg und 10 mg auf dem Markt (Femoston®). Weder Dydrogesteron noch seine Metaboliten haben

androgene, anabole, estrogene oder corticoide Begleitwirkungen. Hauptmetabolit von Dydrogesteron ist das 20α-Dihydrodydrogesteron (DHD), welches pharmakologisch aktiv ist, aber aufgrund der Beibehaltung der sterischen Konfiguration ebenfalls keine zentralen Begleitwirkungen aufweist.

19-Nortestosteron-Derivate

Dienogest

Dienogest unterscheidet sich von allen übrigen Nortestosteron-Derivaten darin, dass es an C17 anstelle einer Ethinylgruppe eine Cyanomethylgruppe besitzt. Dieser Substituentenaustausch führt dazu, das Dienogest nicht hemmend auf die Enzyme des Cytochrom-P-450-Stoffwechselwegs wirkt.

Die antiandrogene Wirkung von Dienogest entspricht etwa 40 % der von Cyproteronacetat. Es weist keine glucocorticoiden und antimineralocorticoiden Eigenschaften auf. In Deutschland stehen 2 mg Dienogest in Kombination mit Estradiolvalerat als perorale Darreichungsform für die kombinierte Hormontherapie zur Verfügung (Climodien®, Lafamme®). Die Bioverfügbarkeit dieses Gestagens beträgt bei oraler Gabe etwa 96 %. Aufgrund der geringen Halbwertszeit von nur 9 Stunden kommt es bei einmal täglicher Gabe von Dienogest nur zu einer geringen Zunahme der Serumspiegel. Dienogest liegt im Serum zu 90 % an Albumin gebunden vor, es hat keine Bindungsaffinität zu SHGB und CBG. Metabolisierungsreaktionen sind z. B. Hydroxylierungen, Umwandlung der Cyanogruppe und Reduktion der Ketogruppe.

Levonorgestrel

Levonorgestrel ist ein Gestagen mit ausgeprägter antiestrogener und leicht androgener Wirkung. Die Bioverfügbarkeit von Levonorgestrel beträgt fast 100 %. Die Menge des frei verfügbaren Levonorgestrel ist gering (etwa 2 %), da es im Serum an SHBG und Albumin gebunden ist. Levonorgestrel ist mit Estradiol und Estradiolvalerat in Dosierungen zwischen 0,04 mg und 0,25 mg verfügbar (z.B.Cycloöstrogynal®, Klimonorm®, Wellnara®). Darüber hinaus gibt es ein Transdermalpflaster, bei dem Levonorgestrel zwischen 7 µg bei der kombinierten und 10 µg bei der sequenziellen Hormontherapie pro 24 h freigesetzt wird (Fem 7®). Levonorgestrel wird in der Leber hydroxyliert und reduziert und anschließend mit Glucuronsäure und Sulfat konjugiert. An der Metabolisierung ist CYP3A4 beteiligt. Die Metaboliten haben nur schwache oder gar keine pharmakologische Aktivität.

Norethisteron(acetat)

Nach peroraler Gabe von Norethisteronacetat wird dieses rasch zu Norethisteron umgewandelt. Das Gestagen mit antiestrogenen und leicht androgenen Eigenschaften wird auf dem deutschen Markt im Rahmen der Hormontherapie in Kombination mit Estradiolvalerat und Estradiol angeboten (Dosis zwischen 0,5 mg und

1 mg, z.B. Activelle®, Clionara®, Mericomb®). Zusätzlich stellt Norethisteron bei den meisten transdermalen therapeutischen Systemen die Gestagenkomponente dar (z.B. Estragest®, Sequidot®). Die Freisetzung variiert zwischen 125 µg und 250 µg pro 24 h. Norethisteron unterliegt einem First-Pass-Effekt, sodass es nur eine Bioverfügbarkeit zwischen 50% und 77% besitzt. Im Serum liegt die Substanz an Albumin und SHBG gebunden vor. Ausgeschieden wird es als Glucuronid über die Niere.

Bei der transdermalen Anwendung gelangt Norethisteron kontinuierlich aus der Haut direkt in den Blutkreislauf, ohne die Leber zu passieren. Bei einer abgegebenen Norethisteronmenge von 250 µg/24 h werden Norethisteron-Plasmakonzentrationen zwischen 0,5 und 1,0 ng/ml erreicht.

Weitere Gestagene wie Megestrolacetat, Desogestrel oder auch Gestoden spielen bei der Hormontherapie der Wechseljahrsbeschwerden keine Rolle. Desogestrel und Gestoden werden zur Kontrazeption eingesetzt, Megestrolacetat zur palliativen Behandlung von fortgeschrittenen Karzinomen der Brust oder der Gebärmutter.

Tibolon
Tibolon ist das 7α-Methyl-Derivat von Norethynodrel. Es wird zur Behandlung klimakterischer Beschwerden und zur Osteoroseprophylaxe nach der Menopause empfohlen. Tibolon ist in Tablettenform in einer Dosierung von 2,5 mg erhältlich (Liviella®). Nach oraler Einnahme wird Tibolan rasch in seine Metabolite. Die Metabolite besitzen estrogene, gestagene und androgene Wirkung, wobei die androgene Wirkung relativ stark ausgeprägt und der des Testosterons vergleichbar ist. In Tierversuchen konnte gezeigt werden, dass Tibolon im Vergleich zu natürlichen Estrogenen eine geringere stimulierende Wirkung auf das Endometrium und das Brustgewebe hat. Nach oraler Applikation wird Tibolon schnell und fast vollständig resorbiert und rasch metabolisiert. Für Tibolon, das häufig fälschlicherweise als »gewebespezifisch« eingestuft wird, hat das Bundesinstitut für Arzneimittel und Medizinprodukte (BfArM) im Mai 2005 eine Risikoinformation herausgegeben. Hier wird darauf hingewiesen, dass Ergebnisse der Million Women Study gezeigt haben, dass auch der Wirkstoff Tibolon das Endometriumkarzinomrisiko erhöhen kann: Im Vergleich zu Frauen, die keine HT erhielten, erkranken, bezogen auf einen Zeitraum von fünf Jahren, bei Tibolon etwa doppelt so viele Frauen an Endometriumkarziom. Tibolon sollte daher nicht als »die sichere Methode« gesehen werden, sondern auch – wie die HT im Allgemeinen – nur nach sorgfältiger Nutzen-Risiko-Abwägung und möglichst nicht langfristig angewendet werden.

Spirolacton-Derivate

Drospirenon
Strukturell ähnelt Drospirenon dem Aldosteronantagonisten Spironolacton. Es hat eine hohe Affinität zum Aldosteron- und Androgenrezeptor. Die gestagene Wirkung auf das Endometrium ist nur schwach ausgeprägt, sie entspricht etwa 10 % der Wirkung von Levonorgestrel. Drospirenon wirkt stark antimineralocorticoid, was zu vermehrter Natriumausscheidung führt, die sich allerdings bei längerfristiger Einnahme abschwächt (kompensatorische Erhöhung des Aldosteronspiegels). Zusätzlich besitzt Drospirenon antiandrogene Eigenschaften, allerdings deutlich schwächere als Cyproteronacetat. In Deutschland sind 2 mg Drospirenon in Kombination mit Estradiol zur Behandlung postmenopausaler Beschwerden verfügbar (Angeliq®). Die Bioverfügbarkeit beträgt ca. 76 %–85 %. Im Serum liegt Drospirenon zu 95 %–97 % an Albumin gebunden vor, es bindet nicht an SHBG und CBG. Hauptmetaboliten sind die Säureform von Drospirenon, die durch Öffnung des Lactonringes entsteht, und 4,5-Dihydrodrospirenon-3-sulfat.

Gestagenmonotherapie (Medroxyprogesteron, Megestrolacetat)
Eine Reihe von Studien belegt die Wirksamkeit von Gestagenen zur Reduktion von Hitzewallungen. Eingesetzt werden hierbei häufig die beiden Gestagene Medroxyprogesteronacetat (peroral 20 mg/Tag oder i. m. hochdosiert 500 mg alle 2 Wochen) und Megestrolacetat (peroral 20–40 mg/Tag). Einschränkend muss allerdings erwähnt werden, dass noch nicht abschließend geklärt ist, ob bei alleiniger Gestagengabe bei bestehender Kontraindikation für eine HT ein günstigeres Risikoprofil als bei Estrogen-/Gestagengabe vorliegt.

Darüber hinaus kann Progesteron als Monotherapie ein günstiges Wirkprofil bei Frauen mit Schlafstörungen haben, da es bei abendlicher Einnahme zu verringerten Wachzeiten in der ersten Nachthälfte führt.

5.2.17.3 Androgene
Die Indikationen zur transdermalen Androgentherapie sind meist nachlassende Libido und Antriebslosigkeit. Androgene sollten bei Frauen immer nur in Kombination mit einer Estrogengabe verabreicht werden. Darunter kommt es zu einem diskreten Anstieg des SHGB. In der Haut wird Testosteron in Dehydrotestosteron umgewandelt. Die Halbwertszeit liegt bei etwas über 30 Minuten. Die messbaren Androgenspiegel, die durch die transdermale Applikation erreicht werden, liegen meist über den für prämenopausale Frauen normalen Werten. Die Wirkung korreliert nicht mit der Höhe der Serumkonzentration. Vielmehr sollte sich die Dosierung an der jeweiligen klinischen Situation orientieren.

Zur Verfügung stehen für die Behandlung der Frau ein Matrixpflaster (Intrinsa®) und Gele (Androtop®, Testim®, Testogel® – off-label-use) sowie das intramuskulär zu injizierende DHEA-Enantat (Gynodian® Depot). Präparate, die für Testosteron-Mangelerscheinungen beim Mann zugelassen sind, finden bei der Frau keine

Anwendung, weil sie meist zu Nebenwirkungen in Form von Androgenisierungserscheinungen führen. Tabelle 12 gibt einen Überblick über die empfohlenen Dosierungen für Estrogene und Estrogene.

Tab. 12: Empfohlene Dosierungen für Estrogene und Gestagene

	niedrige Dosis	Standarddosierung	hohe Dosis
Estrogene			
Oral			
• Estradiol	0,5–1 mg	1–2 mg	4 mg
• Estradiolvalerat	0,5–1 mg	1–2 mg	4 mg
• Konj. Estrogen	0,3–0,45 mg	0,625 mg	1,25 mg
• Estriol	1–2 mg	2–4 mg	4–8 mg
Transdermal			
• Pflaster	25 µg	50 µg	100 µg
• Gel	0,5 mg	1–1,5 mg	2–3 mg
Vaginal			
• Estradiol	25 µg		
• Estriol	30 µg	0,5 mg (2–3/Woche)	0,5 mg (1/Tag)
Gestagene			
Oral			
• Progesteron		100–300 mg	
• Chlomadinonacetat		2 mg	
• Cyproteronacetat		1 mg	
• Medroxyprogesteronacetat		2,5–10 mg	
• Medrogeston		2–5 mg	
• Dydrogesteron		5–20 mg	
• Dienogest		2 mg	
• Levonorgestrel		0,5–1 mg	
• Norethisteron		0,04–0,15 mg	
• Drospirenon		2 mg	
• Tibolon		2,5 mg	
Transdermal			
• Norethisteron		0,25 mg	
• Levonorgestrel		0,01 mg	

5.2.17.4 Therapieschemata

Bei den in der Hormontherapie angewandten Therapieschemata unterscheidet man die sequenzielle und die kontinuierliche Therapie (siehe Abb. 11).

Kontinuierliche Hormontherapie mit Estrogen
Die kontinuierliche Monotherapie mit Estrogen bleibt Frauen vorbehalten, deren Gebärmutter operativ entfernt wurde. Bei der reinen Estrogengabe besteht die Gefahr einer Endometriumhyperplasie; das Endometriumkarzinomrisiko ist deutlich erhöht.

Zyklische Hormontherapie mit Estrogen
Bei der zyklischen Therapie wird ein Estrogen über 21 Tage eingenommen, gefolgt von einer 7-tägigen Pause. Auch diese Monotherapie darf nur Frauen empfohlen werden, die hysterektomiert sind. In der Praxis hat die zyklische Estrogenmonotherapie jedoch keine Bedeutung.

Kontinuierliche Hormontherapie mit Estrogen und Gestagen
Bei der kontinuierlichen Hormontherapie mit Estrogen und Gestagen wird jeden Tag dieselbe Menge Estrogen und Gestagen eingenommen. Diese Therapie bietet sich 2 bis 3 Jahre nach der letzten Monatsblutung an, wenn das Endometrium in der Regel schon so weit atrophiert ist, dass die Patientin unter kontinuierlicher Therapie blutungsfrei ist. Zu früh angewendet kann es zu Schmierblutungen kommen.

Sequenzielle Hormontherapie mit Estrogen und Gestagen
Verschiedene Regime zur additiven Behandlung mit Gestagenen bei Frauen, bei denen aufgrund erhaltener Gebärmutter eine Estrogenmonotherapie kontraindiziert ist, haben in die Praxis Eingang gefunden. Neben einer herkömmlichen sequenziellen Therapie, bei der über 10 bis 14 Tage pro Zyklus ein Gestagen in Kombination mit Estrogen verabreicht wird (entweder kontinuierlich oder zyklisch) und bei der es nach Absetzen der Gestagene zu einer Entzugsblutung kommt, steht auch die sogenannte Langzyklus-Behandlung zur Verfügung. Diese sollte bevorzugt bei Frauen angewandt werden, die unter der herkömmlichen sequenziellen Therapie als Zeichen einer nur noch geringen proliferierenden Kapazität des Endometriums nur noch schwach ausgeprägte Entzugsblutungen haben. Im Langzyklus kann über eine Dauer von bis zu drei Monaten eine (niedrig dosierte) Estrogenmonotherapie durchgeführt werden. Im Anschluss an die drei Monate Estrogenzufuhr wird über einen Zeitraum von mindestens 14 Tagen ein Gestagen in ausreichender Dosierung (oral oder auch vaginal) verabreicht. Nach bisheriger Datenlage ist bei der Langzyklusanwendung keine höhere Inzidenz an Endometriumkarzinom zu verzeichnen. Als unerwünschte Nebenwirkung treten oft stärkere Entzugsblutungen auf als bei der herkömmlichen Sequenztherapie. Die Stärke der Blutung korreliert hierbei mit der Dosis des verabreichten Estrogens.

In neuen Schemata zur additiven Gestagengabe kommen kurze gestagenfreie Intervalle zur Anwendung. So kann beispielsweise bei einer kontinuierlichen Estrogentherapie die Gestagengabe jeweils im Abstand von drei Tagen über einen Zeitraum von je drei Tagen durchgeführt werden. Dies führt bei den meisten der postmenopausalen Patientinnen zum Ausbleiben der Blutung. Auch intermitterende Anwendungen von transdermalen Hormongaben wurden im Rahmen von Studien untersucht. So kann z. B. ein Estrogenpflaster über 4 Tage mit einer dreitägigen Therapie mit einem Kombinationspflaster abgewechselt werden, ohne dass das Risiko für eine Endometriumhyperplasie steigt.

Hormontherapie Estrogen peroral kombiniert mit einem Levonorgestrel-haltigen Intrauterinpessar
Die unter der lokalen Wirkung von Levonorgestrel zu beobachtende Endometriumatrophie legt nahe, die systemische Hormontherapie allein mit Estrogen durchzuführen, wenn eine Gestagenwirkung durch ein gestagenhaltiges Intrauterinpessar erzielt wird. In Studien wurde dieses Verfahren mit einer transdermalen Estrogensubstitution von täglich 50 µg Estradiol untersucht. Es gab bisher keinerlei Hinweise auf eine erhöhte Inzidenz für Endometriumkarzinom oder Endometriumhyperplasien. Allerdings muss diese Art der HT auf aufgrund der niedrigen Studien-Zahlen bisher als experimentell angesehen werden.

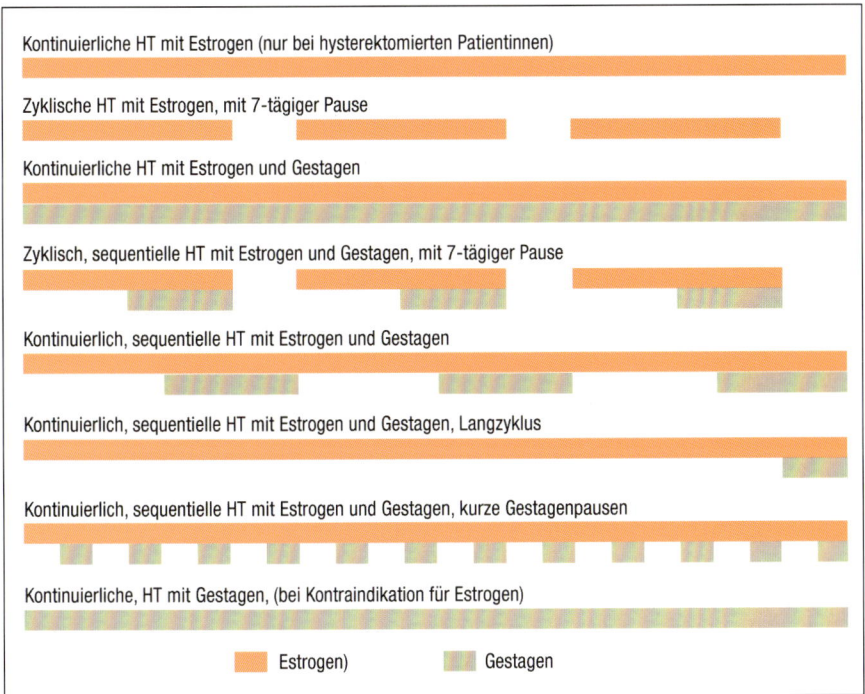

Abb. 11: Therapieschemata der HT

5.3 Alternativen zur Hormontherapie

Die Hormontherapie stellt die effektivste Behandlung klimakterischer Beschwerden dar, allerdings muss die Indikation sorgfältig gestellt werden. Kontraindikationen müssen beachtet werden; die wichtigsten sind das Vorliegen eines Mammakarzinoms, eine akute kardiovaskuläre Erkrankung sowie eine Thromboembolie. Darüber hinaus gibt es eine Vielzahl von Patientinnen, die aufgrund verschiedener Ängste und auch Fehlinformationen eine Hormontherapie ablehnen. Mögliche Alternativen werden im Folgenden vorgestellt.

5.3.1 Serotonin-(Noradrenalin-)Rückaufnahme-Inhibitoren (SRI)

In Studien zeigten Paroxetin, Fluoxetin und Venlafaxin eine Verbesserung der vasomotorischen Symptomatik im Vergleich zu Placebo. Teilweise wurden Frequenz und Schweregrad der Hitzewallungen um mehr als 50 % gesenkt. Direkte Vergleichsstudien mit der HT liegen allerdings nicht vor. Da diese Wirkstoffe keine Zulassung für die Behandlung vasomotorischer klimakterischer Beschwerden besitzen, handelt es sich bei der Anwendung bzw. Verordnung um einen sogenannten »Off-label-use«.

5.3.2 Clonidin

Die Datenlage zu Clonidin, einem α_2-adrenergen Agonisten, der die sympathische Noradrenalinsynthese vermindert, ist uneinheitlich. Es finden sich sowohl Studien, die eine Besserung der Symptomatik im Vergleich zu Placebo aufzeigen, als auch solche, in denen keine Unterschiede detektiert wurden. Insgesamt ist die Wirkung von Clonidin als relativ schwach einzustufen. Die Dosierung zur Verminderung der klimakterischen Hitzewallungen liegt zwischen 0,1 mg und 0,2 mg pro Tag. Auch Clonidin wird nur im Rahmen des »Off-label-use« für diese Indikation verordnet.

5.3.3 Gabapentin

Für Gabapentin existieren zwei Studien, bei denen eine Reduzierung der Häufigkeit und Schwere der Hitzewallungen im Vergleich zu Placebo festgestellt wurde. Allerdings waren für die Wirksamkeit täglich 900 mg Gabapentin nötig, 300 mg zeigten keine Wirkung. Gabapentin ist bei Epilepsie und für die Schmerztherapie zugelassen, die Behandlung klimakterischer Beschwerden ist wiederum ein »Off-label-use«.

5.3.4 Methyldopa

In den wenigen existierenden Studien zum Einsatz von Methyldopa bei Hitzewallungen konnte kein signifikanter Unterschied zwischen Verum und Placebo nachgewiesen werden. Darüber hinaus kam es häufig zu Nebenwirkungen wie Müdigkeit, Benommenheit, Schwindel oder trockenem Mund, sodass Methyldopa nicht als Alternative für die HT eingestuft werden kann.

5.3.5 Pflanzliche Präparate

Phytotherapeutika genießen eine hohe Akzeptanz, für viele Frauen sind sie das Mittel der ersten Wahl bei der Behandlung ihrer Wechselbeschwerden. Dennoch darf nicht vergessen werden, dass es sich bei den »natürlichen« Präparaten durchaus um stark wirksame Arzneimittel handeln kann.

Aus der Erfahrungsmedizin sind zahlreiche pflanzliche Drogen für die Behandlung klimakterischer Beschwerden bekannt. Die Datenlage zur Wirksamkeit ist jedoch uneinheitlich. Um die Wirkung im individuellen Falle abschätzen zu können, sollte die Behandlung mit pflanzlichen Produkten einige Wochen lang durchgeführt werden.

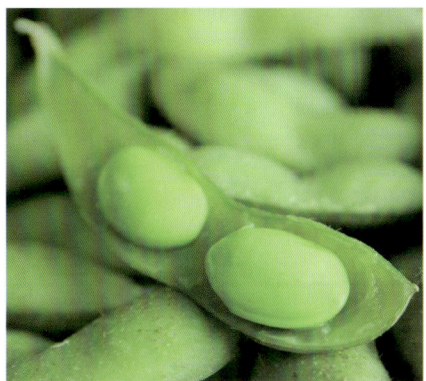   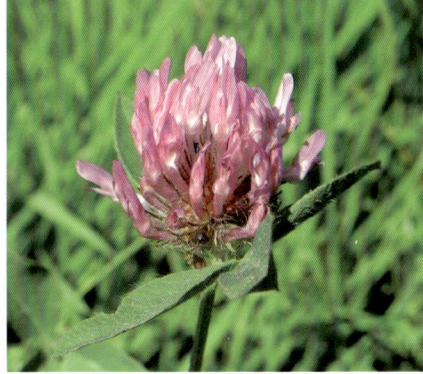

Abb. 12: *Glycine max* (Soja)   Abb. 13: *Trifolium pratense* (Rotklee)

5.3.5.1 Soja (Glycine max) und Rotklee (Trifolium pratense)

Hauptinhaltsstoffe von soja- bzw. rotkleehaltigen Produkten sind Isoflavone. Sie gehören zu den Phytoestrogenen, die eine ähnliche rezeptorrelevante Raumstruktur wie Estradiol haben. Als selektive Estrogenrezeptor-Modulatoren (SERMS) binden sie nicht an den klassischen Estrogenrezeptor ER-α, wohl aber an die β-Untereinheit. Obwohl einige Studien eine protektive Wirkung von Isoflavonen auf den Fettstoffwechsel und die Knochendichte zeigen, ist weder die Wirksamkeit noch die Sicherheit hinreichend belegt.

Bei Isoflavonen aus Sojabohnen (*Glycine max*) handelt es sich um Gemische von überwiegend Daidzein, Genistein und Glycitein bzw. deren Glycosiden Daidzin, Genistin und Glycitin. Die glykosilierten Isoflavone sind weniger aktiv als die freien Isoflavone (Aglukone).

In Rotklee (*Trifolium pratense*) sind etliche Verbindungen mit Isoflavonstruktur enthalten. Hauptkomponenten sind Formononetin und Biochanin A, bei denen es sich um die 4'-Methylether von Daidzein und Genistein handelt. Daneben sind in Rotklee auch Genistein, Daidzein und Glycitein sowie die Isoflavone Irilon, Prunetin, Pratensein, Pseudobaptigenin, Calycosin und Orobol nachweisbar.

Sowohl Soja als auch Rotklee besitzen keine Zulassung für die Behandlung der Wechseljahresbeschwerden, sie werden als Nahrungsergänzungsmittel angeboten. Das Bundesinstitut für Risikobewertung hat Soja und Rotklee bewertet und kommt zu dem Schluss, dass isolierte Isoflavone nicht ohne Risiko sind. Im Folgenden wird die aktualisierte Stellungnahme des BfR vom 3. April 2007 aufgeführt:

»Soja und Rotklee enthalten Isoflavone. Dies sind pflanzliche Inhaltsstoffe, die auch als Phytoestrogene bezeichnet werden, weil sie in ihrer chemischen Struktur dem menschlichen Hormon Estrogen ähneln und daher auch hormonähnlich wirken können. Von Asiatinnen, die sich traditionell ernähren und regelmäßig Sojaprodukte verzehren, wird berichtet, dass sie kaum unter Wechseljahresbeschwerden leiden. Ob bzw. inwieweit diese Beobachtung jedoch tatsächlich auf eine sojareiche Ernährung zurückzuführen ist, wird kontrovers diskutiert. Darüber hinaus muss bei angenommenen Wirkungen von Isoflavonen unterschieden werden, ob sie in natürlicher Form über die Nahrung oder in isolierter und angereicherter Form über Nahrungsergänzungsmittel aufgenommen werden. In Deutschland werden seit einiger Zeit Nahrungsergänzungsmittel mit isolierten Isoflavonen als Alternative zur ärztlich verordneten Hormontherapie gegen Wechseljahresbeschwerden angeboten. Die Präparate werden als wirkungsvolle und nebenwirkungsfreie Naturprodukte beworben. Das Bundesinstitut für Risikobewertung (BfR) hat vor diesem Hintergrund isoflavonhaltige Nahrungsergänzungsmittel gesundheitlich bewertet.

Dazu hat das BfR eine Reihe wissenschaftlicher Studien ausgewertet. Dabei zeigte sich, dass die angenommenen positiven Wirkungen von isolierten Isoflavonen auf Wechseljahresbeschwerden nach derzeitigem Stand der wissenschaftlichen Erkenntnisse als nicht ausreichend gesichert anzusehen sind. Dem BfR bekannt gewordene, unerwünschte Wirkungen wie Übelkeit, Verstopfungen, Schwellungen oder Rötungen sind möglicherweise auf allergische Reaktionen gegen das in den Präparaten enthaltene Sojaeiweiß zurückzuführen oder haben andere Ursachen. Kritischer als diese kurzfristigen akuten Beschwerden bewertet das BfR die toxikologischen Risiken auf die hormonelle Situation bei Anwenderinnen. In toxikologischen Untersuchungen zeigte sich, dass Isoflavone, wenn sie in isolierter oder angereicherter Form und hoher Dosierung gegeben werden, die Funktion der Schilddrüse beeinträchtigen und das Brustdrüsengewebe verändern können. Dabei ist nicht auszuschließen, dass diese als estrogenähnlich anzusehenden Effekte auch die Entwicklung von Brustkrebs fördern können. Notwendige Langzeitstudien, die die Sicherheit von isoflavonhaltigen Präparaten belegen, liegen nicht vor. Auch kann eine Dosis, die noch als sicher gilt, derzeit nicht verlässlich festgelegt werden. Da Frauen in und nach der Menopause ohnehin ein erhöhtes Brustkrebsrisiko aufweisen, ist die längerfristige Einnahme von Nahrungsergänzungsmitteln mit einem hohen Gehalt an Isoflavonen für diese Verbrauchergruppe nicht ohne Risiko.

Aus ernährungsmedizinischer Sicht sind die behaupteten positiven Wirkungen von Isoflavonen bei Wechseljahresbeschwerden nach derzeitigem Stand des Wissens wissenschaftlich nicht hinreichend gesichert. Unter Berücksichtigung der besonderen Empfindlichkeit der Verbrauchergruppe der Frauen in und nach den Wechseljahren ist die Sicherheit von Produkten mit isolierten Isoflavonen auf Soja- und Rotkleebasis nicht ausreichend belegt. In diesem Zusammenhang sind etwaige unerwünschte kanzerogene und goitrogene (kropfbildende) Effekte sowie sonstige unerwünschte Wirkungen auf den Hormonhaushalt von besonderer Bedeutung.«

Aus den oben aufgeführten Gründen sollten Soja oder Rotklee enthaltende Nahrungsergänzungsmittel nicht empfohlen werden.

5.3.5.2 Rhabarberwurzel (»sibirische Rhabarberwurzel«)
Der Rhapontikrhabarberwurzel-Trockenextrakt ERr 731® ist in Deutschland als pflanzliches Arzneimittel zur Reduktion klimakterischer Beschwerden zugelassen (Phyto-Strol®, Phyto-strol® Loges). Hauptinhaltsstoffe sind Rhaponticin und Desoxyrhaponticin. In-vitro-Untersuchungen mit einem Estrogenrezeptor-α-Reportergen-Assay in Hefezellen haben gezeigt, dass ERr 731® keine Aktivierung des Estrogenrezeptors-α (ERα) bewirkt. Dies konnte in zwei verschiedenen ERα-exprimierenden humanen Endometriumkarzinomzelllinien (Ishikawa und HEC-1B-ERα) bestätigt werden. Die Tagesdosierung beträgt 4 mg. Rhapontikrhabarberwurzel-Trockenextrakt soll ohne ärztlichen Rat nicht länger als 4 Monate eingenommen werden. Bei Verdacht auf einen estrogenabhängigen Tumor darf der Extrakt nicht angewendet werden, da nicht bekannt ist, ob die Inhaltstoffe das Wachstum eines estrogenabhängigen Tumors beeinflussen. Auch bei diesem Extrakt steht ein eindeutiger Wirknachweis im Rahmen von Studien noch aus.

5.3.5.3 Traubensilberkerze (Cimicifuga racemosa)
Bei Cimicifuga racemosa handelt es sich um die einzige Droge, die für die Behandlung von Beschwerden in den Wechseljahren zugelassen ist und eine positive Aufbereitungsmonographie der Kommission E des ehemaligen Bundesgesundheitsamtes erhalten hat.

Für die Behandlung klimakterischer Beschwerden werden Extrakte aus dem Wurzelstock der Traubensilberkerze verwendet. Cimicifuga-Extrakte werden als Monopräparate (Remifemin®) und in Kombination mit Hypericum perforatum (Johanniskraut) (Remifemin® plus) angeboten. Die Kombination mit Johanniskraut zielt insbesondere auf Frauen ab, die depressive Verstimmungszustände und psychovegetative Störungen wie Niedergeschlagenheit, innere Anspannung, Reizbarkeit, Konzentrationsschwäche, Schlaflosigkeit, Angst und/oder nervöse Unruhe aufweisen. Die täglich Dosierung von Cimicifugaextrakten beträgt zwischen 5 und 7 mg Trockenextrakt pro Tag.

Das Spektrum der im Trockenenxtrakt enthaltenen Inhaltsstoffe ist noch nicht vollständig geklärt; zu den Inhaltsstoffen gehören z. B. saponinartige Triterpenglycoside, Flavonoide, Tannine und Hydroxyzimtsäureester.

Der genaue Wirkmechanismus der Traubensilberkerzenextrakte ist bis heute nicht vollständig geklärt. Wahrscheinlich ist, dass es sich bei Cimicifuga um einen selektiven Estrogenrezeptor-Modulator handelt, der abhängig vom jeweiligen Zielorgan und der vorhandenen endogenen Hormonkonzentration estrogenagonistisch oder -antagonistisch wirkt. Man vermutet beispielsweise eine estrogenagonistische Wirkung auf den Knochenstoffwechsel.

Die Wirksamkeit der Extrakte der Traubensilberkerze ist durch kontrollierte Studien belegt. Die Behandlung mit Cimicifuga zeichnet sich durch einen langsameren Wirkeintritt im Vergleich zur Hormontherapie aus. Was fehlt, sind Studien zur sicheren Langzeitanwendung. Die Datenlage zur Wirkung von Cimicifuga auf Uterus und Brust ist widersprüchlich. Erfahrungen aus jahrzehntelangem klinischen Einsatz lassen jedoch die Annahme zu, dass diese Präparate an estrogenresponsivem Gewebe als sicher angesehen werden können. Cimicifuga stellt dann eine mögliche Alternative für Frauen dar, bei denen eine Kontraindikation für eine HT besteht oder die eine HT ablehnen.

Zahlreiche weitere Präparate wie z.B. Ginseng, Angelica sinensis (chinesischer Engelwurz), Dong quai, Nachtkerzenöl und chinesische Heilkräuter werden häufig als Alternativen zu Estrogenen angesehen bzw. empfohlen. Für die Wirksamkeit dieser Substanzen gibt es jedoch keine hinreichenden Belege aus kontrollierten klinischen Studien.

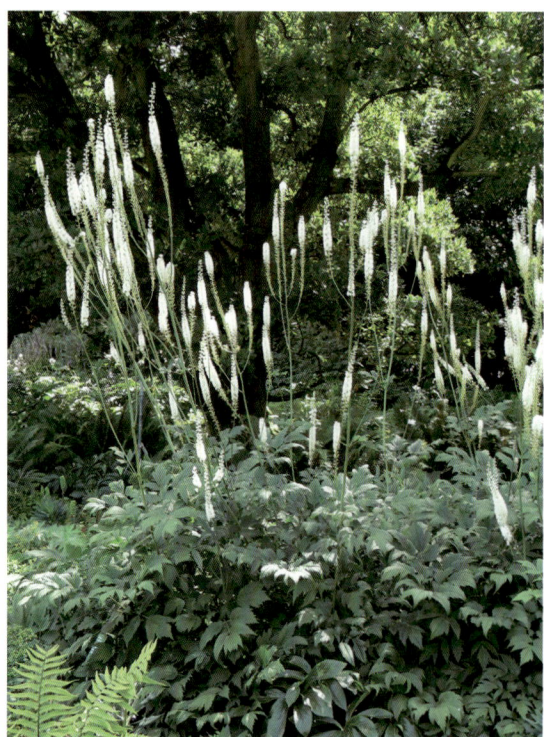

Abb. 14: *Cimicifuga racemosa* (Traubensilberkerze)

5.3.6 Sonstige Präparate

5.3.6.1 *Homöopathika*
Homöopathika für die Behandlung von Wechseljahresbeschwerden enthalten vor allem Acidum sulfuricum, Aristolochia, Cimicifuga, Lachesis, Pulsatilla und Sepia. Die Präparate werden in Form von Tropfen, Pulver, Tabletten oder Globuli in unterschiedlichen Verdünnungsgraden angeboten.

Eine Wirksamkeit wurde in prospektiv randomisierten Studien nicht nachgewiesen.

5.3.6.2 *TCM*
Die Traditionelle Chinesische Medizin (TCM) geht grundsätzlich davon aus, dass »Wechseljahre« im Laufe des Lebens einer Frau physiologisch sind. Damit verbundene Beschwerden werden als Störungen in sogenannten Funktionskreisen angesehen. Bei den klimakterischen Beschwerden spielt insbesondere der Funktionskreis »Niere« eine wesentliche Rolle, wobei in der chinesischen Medizin unter dieser Bezeichnung der bildliche Ausdruck einer energetischen Schicht und nicht das Organ Niere gemeint ist. Bei den Behandlungsformen steht die Diätetik im Vordergrund, aber auch durch (chinesische) Phytotherapie, Qi Gong und Akupunktur kann bei einigen Patienten eine Linderung der Beschwerden erreicht werden.

5.4 Nicht-medikamentöse Therapiemaßnahmen

Auch nicht-medikamentöse Maßnahmen können zur Besserung der Symptome der postmenopausalen Patientin führen. Insbesondere bei leichter Symptomatik können diese Maßnahmen manchmal bereits ausreichen. Bei schwereren Wechseljahresbeschwerden, die medikamentös behandelt werden müssen, können nicht-medikamentöse Ansätze unterstützend wirken und das Wohlbefinden steigern. Jede Frau sollte für sich den geeignetsten Ansatz herausfinden.

Mögliche nicht-medikamentöse Maßnahmen können sein (siehe hierzu auch Lebensstil):
- Sport und körperliche Aktivität
- Gemüsereiche und fleischarme Ernährung
- Regelmäßige Anwendung von Hautpflegemitteln, da sich das Erscheinungsbild der Haut während der Menopause verändert
- Ausreichende Flüssigkeitszufuhr
- Genügend Schlaf
- Entspannungsübungen wie Yoga, Muskelentspannung nach Jacobson oder Ähnliches
- Pflege sozialer Kontakte
- Vermeidung von Rauchen, heißen Getränken, scharfem Essen, Alkohol oder Coffein (Besserung von Hitzewallungen)

6 Wechseljahre und Sex*

Sexualität im Alter ist ein oft tabuisiertes Thema. Wenngleich mit Versiegen der Ovarfunktion oft eine Abnahme der Libido einhergeht, ist die Sexualität auch in der Postmenopause für die meisten Frauen wichtig. Die in den Wechseljahren auftretenden körperlichen Veränderungen beeinflussen die Sexualität und ihre Wahrnehmung. Während Männer oft bis ins hohe Alter den »klassischen« Sexualakt mit Geschlechtsverkehr bevorzugen, wünschen sich manche Frauen eher körperliche Nähe und den Austausch von Zärtlichkeiten. Eine stabile und funktionierende Partnerschaft mit vertrauensvollem gegenseitigen Respekt ist die Voraussetzung für ein befriedigendes Sexualleben insbesondere in und nach den Wechseljahren.

Als medikamentöse therapeutische Maßnahmen stehen bei Libido-Mangel oder »Hypoactive Sexual Desire Disorder« (= HSDD) die Substitution von Testosteron und eine niedrig dosierte kombinierte Estrogen/Gestagengabe zur Verfügung. Dabei sollte einem kontinuierlich kombinierten Präparat mit einem Gestagen mit androgener Partialwirkung (z. B. Levonorgestrel) der Vorzug gegeben werden. Schmerzen beim Geschlechtsverkehr, die durch die verminderte Transsudation von Sekret und damit verminderte Lubrikation bedingt sind, können mit Scheidenzäpfchen, die Estrogene enthalten oder hormonfrei sein können, therapiert werden. Vor der Behandlung sollte allerdings immer eine bakterielle oder mykotische Vaginitis ausgeschlossen werden.

---

* Siehe hierzu auch die Kapitel Libidoverlust bzw. Hormontherapie und Libidomangel, Seite 26 f., 37 f. und 51 f.

7 Empfängnisverhütung in der Perimenopause

Die Menopause signalisiert das Ende der Fertilität und stellt damit einen deutlichen Einschnitt im Leben einer Frau dar. In den Jahren vor der Menopause ist die Fertilität der Frau deutlich erniedrigt, sie nimmt etwa ab dem 35. Lebensjahr beschleunigt ab (siehe Tab. 13). Dabei ist die niedrigere Fertilität nicht nur mit der Abnahme rekrutierbarer Follikel zu erklären, sondern auch mit einer verkürzten Follikelphase mit beschleunigter Follikelreifung und zunehmender Gelbkörperschwäche. Dieser Prozess ist beeinflussbar durch verschiedene Faktoren (so beschleunigt beispielsweise Nikotinabusus den Alterungsprozess in den Ovarien). Die Wahrscheinlichkeit, schwanger zu werden, liegt im Alter zwischen 40 und 45 Jahren bei ca. 25 %. Mit zunehmendem Lebensalter steigt das Risiko für Chromosomenaberrationen. So liegt z. B. das Risiko für das Vorliegen einer Trisomie 21 (Down-Syndrom) im Alter von 40 Jahren bei 1:80, im Alter von 45 Jahren bei 1:25.

Schwangerschaften in der Perimenopause sind verbunden mit einem deutlich erhöhten Risiko für Mutter und Kind: Neben Chromosomenanomalien, einer erhöhten Abortrate (siehe Abb. 15) und gehäuft auftretenden kongenitalen Fehlbildungen ist auch die mütterliche Morbidität und Mortalität erhöht. Darüber hinaus ist die Familienplanung häufig abgeschlossen, so dass eine unerwünschte Schwangerschaft führt bei über 45-Jährigen oft zum Schwangerschaftsabbruch. Daher spielt auch in dieser Lebensphase eine sichere Empfängnisverhütung eine große Rolle.

Tab. 13: Fertilität in Abhängigkeit vom Lebensalter, Vergleich zwischen Frauen und Männern

Lebensalter	Fertilität Frauen [%]	Fertilität Männer [%]
20–24	100	100
25–29	95	100
30–34	85	100
35–39	60	95
40–44	25	80
45–49	5	80
50–54	0	75
55–59	0	50

Prinzipiell stehen Frauen in der Perimenopause all die kontrazeptiven Möglichkeiten zur Verfügung, die auch für jüngere Frauen infrage kommen. Allerdings ändert sich mit zunehmendem Lebensalter das individuelle Risikoprofil. Das Risiko für kardiovaskuläre Erkrankungen steigt mit zunehmendem Lebensalter ebenso wie das Risiko für thromboembolische Ereignisse. Hinzu kommen Zyklusbesonderheiten bzw. hormonabhängige gynäkologische Erkrankungen, die typisch sind für die veränderte Hormonsituation in diesem Lebensabschnitt: Blutungsstörungen, Zyklusunregelmäßigkeiten, Neigung zu Hypermenorrhö, Endometriumhyperplasie, Myomen oder Adenomyosis. Für jede Methode der Kontrazeption müssen Vor- und potenzielle Nachteile im individuellen Fall genau abgewogen werden. Die oralen hormonellen Kontrazeptiva mit einer Estrogen-Gestagen-Kombination sind für all diejenigen Frauen eine Option, bei denen keine kardiovaskulären Risiken vorliegen. Sie haben den Vorteil, dass Estrogenmangelerscheinungen selten auftreten bzw. durch den Ovulationshemmer therapiert sind. Die üblichen Präparate, die zur postmenopausalen Hormontherapie verwendet werden, hemmen die Ovulation nicht in ausreichendem Maße und sind daher zur Empfängnisverhütung ungeeignet. 2009 wurde erstmals ein Präparat auf den Markt gebracht, das als Ovulationshemmer ein natürliches Estrogen (Estradiolvalerat) und als Gestagenkomponente Dienogest enthält (Qlaira®). In vierstufiger Dosierung mit zwei Tagen hormonfreiem Intervall wird mit diesem Präparat eine zufriedenstellende kontrazeptive Wirkung erreicht. Für Raucherinnen und Frauen mit Herz-Kreislauferkrankungen wie z.B. einer Hypertonie eignen sich neben einer reinen Gestagen-Pille auch andere Gestagen-Depotformen und Intrauterinpessare (hier insbesondere das Levonorgestrel-haltige Intrauterinpessar). Unter Verwendung der Hormonspirale entwickelt sich durch die kontinuierliche Freisetzung von 10 µg/Tag bzw. 20 µg/Tag Levonorgestrel, das lokal auf die Gebärmutterschleimhaut wirkt, eine Endometrium-Atrophie. Die Endometrium-proliferierende Wirkung des Estrogens wird durch den lokalen Gestageneinfluss aufgehoben. Dies führt bei den meisten Anwenderinnen auch lange vor Beginn des Klimakteriums zur Oligomenorrhö mit deutlich abgeschwächten vaginalen Blutungen bis hin zur Amenorrhö. Gerade in der Perimenopause, in der von vielen Patientinnen über stärkere Blutungen mit kürzeren Zyklen berichtet wird, stellt die Hormonspirale eine ideale Form der Empfängnisverhütung dar. Neben herkömmlichen Barrieremethoden ist bei abgeschlossener Familienplanung auch eine Sterilisation in Betracht zu ziehen, wobei zu bedenken ist, dass dieser Eingriff beim Mann ohne Eröffnung einer Körperhöhle in Lokalanästhesie durchführbar und daher risikoärmer ist als bei der Frau.

Empfängnisverhütung in der Perimenopause 93

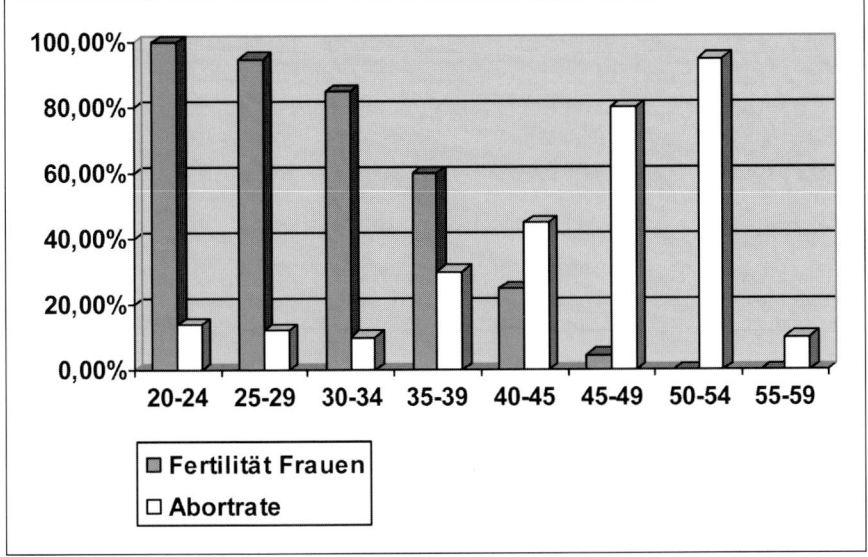

Abb. 15: Fertilität und Abortrate in Abhängigkeit vom Lebensalter

8 Medizinische Fachausdrücke

Medizinischer Fachausdruck	Erklärung
Adipositas	Massives Übergewicht (BMI > 30)
Adnektomie	Entfernung der Eierstöcke
Adrenalin	Stresshormon, im Nebennierenmark gebildet
Amenorrhö	Ausbleiben der Periodenblutung über mindestens drei Monate
Atherosklerose	Auch Arteriosklerose, bindegewebige Verhärtung der Arterien durch Ablagerung von Kalk, Fetten und Bindegewebe
Cholestase	Rückstau von Gallensäure, oft durch Ikterus (Gelbfärbung der Haut) begleitet
Cholezystolithiasis	Gallensteine
Corpus luteum	Gelbkörper, entsteht im Ovar nach dem Eisprung
Down-Syndrom	Trisomie des Chromosoms 21
Dyspareunie	Schmerzhafter Geschlechtsverkehr
Endometrium	Gebärmutterschleimhaut
Endothel	Zum Lumen hin gerichtete Zellen der innersten Wandschicht der Gefäße
Fimbrien	Enden der Eileiter, die eine Art Trichter zur Aufnahme der Eizelle bilden
Follikelphase	Erste Zyklushälfte
Harninkontinenz	Unwillkürlicher Harnabgang
Hirsutismus	Männliches Verteilungsmuster des Haarwuchses bei der Frau
Hyperandrogenämie	Erhöhter Androgenspiegel im Blut
Hyperlipoproteinämie	Erhöhte Konzentration des Cholesterins, der Triglyceride und der Lipoproteine

Hypertonie	Erhöhter Blutdruck
Hypophyse	Hirnanhangdrüse
Hysterektomie	Entfernung der Gebärmutter
Inhibin	Gebildet in den Granulosazellen der Eierstöcke, reguliert die FSH-Freisetzung an der Hirnanhangdrüse
Kolpitis	Entzündung der Scheide
Kontrazeption	Empfängnisverhütung
Lichtkeratosen	Durch UV-Einwirkung bedingte Verhornungsstörung der Haut
Lutealphase	Zweite Zyklushälfte
Mamma	Brustdrüse
Mastodynie	Brustspannen
Menarche	Auftreten der ersten Menstruationsblutung
Menopause	Zeitpunkt der letzten Periodenblutung im Leben einer Frau, retrospektiv nach 12-monatiger Amenorrhö definiert
Menorrhagie	Starke Periodenblutung
Metrorrhagien	Kurzer Zyklus
Mukosa	Oberflächliche Hautschicht der Schleimhäute
Myom	Gutartige Neubildung der Gebärmuttermuskulatur
Neurotensin	Neuropeptid, das im Zentralnervensystem und in den N-Zellen des Dünndarms gebildet wird
Neurotransmitter	Stoffe, die die Information von einer Nervenzelle zur anderen über die Kontaktstelle der Nervenzellen, der Synapse, weitergeben
Noradrenalin	Auch Norepinephrin (INN), Neurotransmitter und Hormon, gebildet im Nebennierenmark
Oogenese	Entwicklung einer befruchtungsfähigen Eizelle aus einer Zelle der Keimbahn
Osteodensotometrie	Knochendichtemessung

Ovar	Eierstock
Ovarektomie	Entfernung der Eierstöcke
Ovulation	Eisprung
Pankreatitis	Entzündung der Bauchspeicheldrüse
Perimenopause	Lebensphase zwischen Prämenopause und Postmenopause, umgangssprachlich auch als Wechseljahre oder Klimakterium bezeichnet
Porphyrie	Stoffwechselerkrankung mit Störung des Aufbaus des roten Blutfarbstoffs (Häm)
Postmenopause	Lebensphase, beginnend ein Jahr nach der Menopause
Prämenopause	Zeitraum zwischen dem 40. Lebensjahr und dem Beginn der Perimenopause
Progesteron	Gelbkörperhormon
Prolaktin	Hormon, das im Hypophysenvorderlappen gebildet wird; bei der Schwangeren verantwortlich für das Wachstum der Brustdrüse, reguliert die Milchbildung in der Stillzeit
Pubarche	Entwicklung der Schambehaarung
Pubertät	Entwicklungsphysiologischer Verlauf der Geschlechtsreifung
REM-Schlaf	Rapid-Eye-Movement-Schlaf, Tiefschlafphase, die durch schnelle Augenbewegungen gekennzeichnet ist; in dieser Schlafphase, die ca. 25 % des Schlafes ausmacht, finden die meisten Träume statt.
Senium	Lebensphase beginnend ca. 15 Jahre nach der Menopause
Spermiogenese	Bildung von Spermien
Teleangiektasien	Sichtbare, erweiterte Kapillargefäße der Haut
Thelarche	Beginn des Wachstums der Brustdrüse
Thrombophilie	Thromboseneigung

T-Wert	Abweichung in Standardabweichungen in Relation zur maximalen Knochenmasse junger (30 Jahre alt) gesunder Erwachsener (peak bone mass), 1 Standardabweichung entspricht 10 %
Turgor	Elastischer Wanddruck der Zelle
Urethra	Harnröhre
Uterus	Gebärmutter
Vaginosonographie	Ultraschalluntersuchung des inneren Genitale mittels einer Ultraschallsonde über die Scheide

9 Abkürzungen

Abkürzung	Erklärung
BMI	Body-Mass-Index
CBG	Cortisolbindendes Globulin
DEXA	DXA- (Dual X-ray Absorptiometrie-)Methode
DGGG	Deutsche Gesellschaft für Gynäkologie und Geburtshilfe
DVO	Dachverband Osteologie e.V.
E3N-Studie	Etude Epidémiologique auprès de femmes de L'Education Nationale
ESTHER-Studie	Epidemiologische Studie zu Chancen der Verhütung, Früherkennung und optimierten Therapie chronischer Erkrankungen in der älteren Bevölkerung
FSH	Follikelstimulierendes Hormon
GnRH	Gonadotropin Releasing Hormon
HABITS-Studie	Hormonal Replacement After Breast Cancer – is it Safe?
HERS	Heart and Estrogen/Progestin Replacement Study
HRT	Hormonal Replacement Therapy, Hormonersatztherapie
HSDD	Hypoactive Sexual Desire Disorder
HT	Hormontherapie
LEPS	Lower Extremity Pain Syndrome
LH	Luteinisierendes Hormon
MWS	Million Women Study
NOF	National Osteoporosis Foundation
PMO	Postmenopausale Osteoporose
PMS	Prämenstruelles Syndrom
QCT	Quantitative Computertomographie
QUS	Quantitative Ultraschallmessung
REM	Rapid Eye Movement
SERMs	Selective Estrogen Receptor Modulators, Selektive Estrogenrezeptor-Modulatoren
SHGB	Sexualhormonbindendes Globulin
WHI	Women's Health Initiative
WHO	World Health Organization
WHR	Waist-Hip-Ratio

10 Literatur

Abetz L, Savage N. Burning mouth syndrome and psychological disorders. Aust Dent J. 2009 Jun; 54(2):84–93

Abitbol J, Abitbol P, Abitbol B. Sex hormones and the female voice. J Voice. 1999 Sep; 13(3): 424–46

Affinito P, Di Spiezio Sardo A, Di Carlo C, Sammartino A, Tommaselli GA, Bifulco G, Loffredo A, Loffredo M, Nappi C. Effects of hormone replacement therapy on ocular function in postmenopause. Menopause. 2003 Sep–Oct; 10(5):482–7

Agnusdei D., Iori N. Raloxifene: results from the MORE study. J Musculoskelet Neuronal Interact. 2000 Dec; 1(2):127–32.

Andersen LF, Gram J, Skouby SO, Jespersen J. Effects of hormone replacement therapy on hemostatic cardiovascular risk factors. Am J Obstet Gynecol. 1999 Feb; 180(2 Pt 1):283–9

Anderson GL, Judd HL, Kaunitz AM, Barad DH, Beresford SA Pettinger M et al. Effects of estrogen plus progestin on gynecologic cancers and associated diagnostic procedures: the Women´s Health Initiative randomized trial. JAMA 2003; 291:1739–48

Bagger YZ, Tankó LB, Alexandersen P, Qin G, Christiansen C; PERF Study Group. Early postmenopausal hormone therapy may prevent cognitive impairment later in life. Menopause. 2005 Jan–Feb; 12(1):12–7

Barrett–Connor E, Laughlin GA. Hormone therapy and coronary artery calcification in asymptomatic postmenopausal women: the Rancho Bernardo Study. Menopause. 2005 Jan–Feb; 12(1):40–8

Barrett–Connor E. Hormones and heart disease in women: where are we in 2005? Curr Atheroscler Rep. 2006 Mar; 8(2):85–7

Bartl R. Osteoporose. Prävention-Diagnostik-Therapie. Georg Thieme Verlag, Stuttgart, 3. Auflage 2008

Batur P, Blixen CE, Moore HC, Thacker HL, Xu M. Menopausal hormone therapy (HT) in patients with breast cancer. Maturitas. 2006 Jan 20; 53(2):123–32

Beral V, Banks E, Reeves G. Evidence from randomised trials on the long-term effects of hormone replacement therapy. Lancet 2002; 360:942–4

Beral V. Million Women Study Collaborators: Breast cancer and hormone-replacement therapy in the Million Women Study. Lancet 2003; 362: 419–427

Berga SL. Beyond the obvious: why behavioral interventions matter. Menopause. 2009 Mar–Apr; 16(2):229–30

Bhathena RK, Guillebaud J. Contraception for the older woman: an update. Climacteric. 2006 Aug; 9(4):264–76

Bhavnani BR. Estrogens and menopause: pharmacology of conjugated equine estrogens and their potential role in the prevention of neurodegenerative diseases such as Alzheimer's. J Steroid Biochem Mol Biol. 2003 Jun; 85(2–5):473–82

Bibbins–Domingo K, Lin F, Vittinghoff E, Barrett–Connor E, Hulley SB, Grady D, Shlipak MG. Effect of hormone therapy on mortality rates among women with heart failure and coronary artery disease. Am J Cardiol. 2005 Jan 15; 95(2):289–91

Brincat MP, Baron YM, Galea R. Estrogens and the skin. Climacteric. 2005 Jun; 8(2):110–23

Brown JS, Vittinghoff E, Kanaya AM, Agarwal SK, Hulley S, Foxman B; Heart and Estrogen/Progestin Replacement Study Research Group. Urinary tract infections in postmenopausal women: effect of hormone therapy and risk factors. Obstet Gynecol 2001; 98:1045–52

Burger HG, Hale GE, Dennerstein L, Robertson DM. Cycle and hormone changes during perimenopause: the key role of ovarian function. Menopause. 2008 Jul–Aug; 15(4 Pt 1):603–12

Buster JE, Kingsberg SA, Aguirre O, Brown C, Breaux JG, Buch A, Rodenberg CA, Wekselman K, Casson P. Testosterone patch for low sexual desire in surgically menopausal women: a randomized trial. Obstet Gynecol. 2005 May; 105(5 Pt 1):944–52

Canonico M, Oger E, Plu–Bureau G, Conard J, Meyer G, Lévesque H, Trillot N, Barrellier MT, Wahl D, Emmerich J, Scarabin PY; Estrogen and Thromboembolism Risk (ESTHER) Study Group. Hormone therapy and venous thromboembolism among postmenopausal women: impact of the route of estrogen administration and progestogens: the ESTHER study. Circulation. 2007 Feb 20; 115(7):840–5

Canonico M, Oger E, Conard J, Meyer G, Lévesque H, Trillot N, Barrellier MT, Wahl D, Emmerich J, Scarabin PY; EStrogen and THromboEmbolism Risk (ESTHER) Study Group. Obesity and risk of venous thromboembolism among postmenopausal women: differential impact of hormone therapy by route of estrogen administration. The ESTHER Study. J Thromb Haemost. 2006 Jun; 4(6):1259–65

Canonico M, Plu-Bureau G, Lowe GD, Scarabin PY. Hormone replacement therapy and risk of venous thromboembolism in postmenopausal women: systematic review and meta–analysis. BMJ. 2008 May 31; 336(7655):1227–31

Canonico M, Plu–Bureau G, Lowe GD, Scarabin PY. Hormone replacement therapy and risk of venous thromboembolism in postmenopausal women: systematic review and meta–analysis. BMJ. 2008 May 31; 336(7655):1227–31

Canonico, M. et al.: »Hormone Therapy and Venous Thromboembolism Among Postmenopausal Women«. Circulation 2007, 115: 840–5

Cardozo L, Bachmann G, McClish D, Fonda, D, Birgerson, L. Meta-analysis of estrogen therapy in the management of urogenital atrophy in postmenopausal women: second report of the hormones and urogenital therapy committee. Obstet Gynecol 1998; 92:722–7

Cauley JA, Robbins J, Chen Z, Cummings SR, Jackson RD, LaCroix AZ et al. Effects of estrogen plus progestin on risk of fracture and bone mineral density: the Women's Health Initiative randomized trial. JAMA. 2003; 290:1729–38

Cherry N, Gilmour K, Hannaford P, Heagerty A, Khan MA, Kitchener H, McNamee R, Elstein M, Kay C, Seif M, Buckley H; ESPRIT team. Oestrogen therapy for prevention of reinfarction in postmenopausal women: a randomised placebo controlled trial. Lancet. 2002 Dec 21–28; 360(9350):2001–8

Chlebowski RT, Blackburn GL, Thomson CA, Nixon DW, Shapiro A, Hoy MK, Goodman MT, Giuliano AE, Karanja N, McAndrew P, Hudis C, Butler J, Merkel D, Kristal A, Caan B, Michaelson R, Vinciguerra V, Del Prete S, Winkler M, Hall R, Simon M, Winters BL, Elashoff RM. Dietary fat reduction and breast cancer outcome: interim efficacy results from the Women's Intervention Nutrition Study. J Natl Cancer Inst. 2006 Dec 20; 98(24):1767–76

Chlebowski RT, Hendrix SL, Langer RD, Stefanick ML et al. Influence of estrogen plus progestin on breast cancer and mammography in healthy postmenopausal women. JAMA 2003; 289:3243–53

Chlebowski RT, Hendrix SL, Langer RD, Stefanick ML, Gass M, Lane D, Rodabough RJ, Gilligan MA, Cyr MG, Thomson CA, Khandekar J, Petrovitch H, McTiernan A; WHI Investigators. Influence of estrogen plus progestin on breast cancer and mammography in healthy postmenopausal women: the Women's Health Initiative Randomized Trial. JAMA. 2003 Jun 25; 289(24):3243–53

Chlebowski RT, Kuller LH, Prentice RL, Stefanick ML, Manson JE, Gass M, Aragaki AK, Ockene JK, Lane DS, Sarto GE, Rajkovic A, Schenken R, Hendrix SL, Ravdin PM, Rohan TE, Yasmeen S, Anderson G; WHI Investigators. Breast cancer after use of estrogen plus progestin in postmenopausal women. N Engl J Med. 2009 Feb 5; 360(6):573–87

Chlebowski RT, Wactawski-Wende J, Ritenbaugh C, Hubbell FA et al. Women's Health Initiative Investigators. Estrogen plus progestin and colorectal cancer in postmenopausal women. New Engl J M 2004; 350:991–1004

Clarke SC, Kelleher J, Lloyd-Jones H, Slack M, Schofiel PM. A study of hormone replacement therapy in postmenopausal women with ischaemic heart disease: the Papworth HRT atherosclerosis study. BJOG. 2002 Sep; 109(9):1056–62

Cline JM et al. Comparative effects of tibolone and conjugated equine estrogens with and without medroxyprogesterone acetate on the reproductive tract of female cynomolgus monkeys. Menopause 2002; 9: 242–52

Cline JM et al. Effects of tibolone and hormone replacement therapy on the breast of cynomolgus monkeys. Menopause 2002; 9: 422–9

Col NF, Kim JA, Chlebowski RT. Menopausal hormone therapy after breast cancer: a meta-analysis and critical appraisal of the evidence. Breast Cancer Res 2005; 7(4): 35–40

Crawford SL, Casey VA, Avis NE, McKinlay SM. A longitudinal study of weight and the menopause transition: results from the Massachusetts Women's Health Study. Menopause. 2000 Mar–Apr; 7(2):96–104

Cushman M, Kuller LH, Prentice R, Rodabough RJ, Psaty BM, Stafford RS, Sidney S, Rosendaal FR; Women's Health Initiative Investigators. Estrogen plus progestin and risk of venous thrombosis. JAMA. 2004 Oct 6; 292(13):1573–80

Davis S, Papalia MA, Norman RJ, O'Neill S, Redelman M, Williamson M, Stuckey BG, Wlodarczyk J, Gard'ner K, Humberstone A. Safety and efficacy of a testosterone metered–dose transdermal spray for treating decreased sexual satisfaction in premenopausal women: a randomized trial. Ann Intern Med. 2008 Apr 15; 148(8):569–77

Davis SR, Moreau M, Kroll R, Bouchard C, Panay N, Gass M, Braunstein GD, Hirschberg AL, Rodenberg C, Pack S, Koch H, Moufarege A, Studd J; APHRODITE Study Team. Testosterone for low libido in postmenopausal women not taking estrogen. N Engl J Med. 2008 Nov 6; 359(19):2005–17

Dennerstein L, Dudley E, Burger H. Are changes in sexual functioning during midlife due to aging or menopause? Fertil Steril. 2001 Sep; 76(3):456–60

Deutsche Gesellschaft für Gynäkologie und Geburtshilfe e.V. Konsensusempfehlungen zur Hormontherapie (HT) im Klimakterium und in der Postmenopause, Frauenarzt 45 (2004) 620 ff.

Doherty JA, Cushing-Haugen KL, Saltzman BS, Voigt LF, Hill DA, Beresford SA, Chen C, Weiss NS. Long-term use of postmenopausal estrogen and progestin hormone therapies and the risk of endometrial cancer. Am J Obstet Gynecol. 2007 Aug; 197(2):139

Doyle BJ, Mahady GB. Phytomedicines for menopause. Drugs Fut 32 (2007) 897–905

Dubey RK, Imthurn B, Barton M, Jackson EK. Vascular consequences of menopause and hormone therapy: importance of timing of treatment and type of estrogen. Cardiovasc Res. 2005 May 1; 66(2):295–306

Egan KM, Stampfer MJ, Hunter D, Hankinson S, Rosner BA, Holmes M, Willett WC, Colditz GA; Nurses' Health Study. Active and passive smoking in breast cancer: prospective results from the Nurses' Health Study. Epidemiology. 2002 Mar; 13(2):138–45

Endrikat J, Graeser T, Mellinger U, Ertan K, Holz C. A multicenter, prospective, randomized, double-blind, placebo-controlled study to investigate the efficacy of a continuous-combined hormone therapy preparation containing 1 mg estradiol valerate/2 mg dienogest on hot flushes in postmenopausal women. Maturitas. 2007 Oct 20; 58(2):201–7

Endrikat J, Parke S, Trummer D, Schmidt W, Duijkers I, Klipping C. Ovulation inhibition with four variations of a four-phasic estradiol valerate/dienogest combined oral contraceptive: results of two prospective, randomized, open-label studies. Contraception. 2008 Sep; 78(3):218–25

Engelhardt U, Nögel R. Rezepte der chinesischen Diätetik. Urban & Fischer bei Elsevier. Oktober 2008

Estring®. Standardinformation für Krankenhausapotheker (1996). Pharmacia GmbH, Erlangen

Ettinger B, Black DM, Mitlak BH, Knickerbocker RK, Nickelsen T, Genant HK, Christiansen C, Delmas PD, Zanchetta JR, Stakkestad J, Glüer CC, Krueger K, Cohen FJ, Eckert S, Ensrud KE, Avidi LV, Lips P, Cummings SR. Reduction of vertebral fracture risk in postmenopausal women with osteoporosiv treated with raloxifene: results from a 3-year randomized clinical trial. Multiple outcomes of Raloxigene Evaluation (MORE) in vestigators. JAMA 1999 Aug 18; 282(7):637–45.

Falconer C, Ekman-Ordeberg G, Ulmsten U, Westergren-Thorsson G, Barchan K, Malmström A. Changes in paraurethral connective tissue at menopause are counteracted by estrogen. Maturitas. 1996 Jul; 24(3):197–204

Ferrucci L.. The Baltimore Longitudinal Study of Aging (BLSA): a 50-year-long journey and plans for the future. J Gerontol A Biol Sci Med Sci. 2008 Dec; 63(12):1416–9

Fitzgerald CT, Seif MW, Killick SR, Elstein M. Age related changes in the female reproductive cycle. Br J Obstet Gynaecol. 1994 Mar; 101(3):229–33

Fourcroy JL. Female sexual dysfunction: potential for pharmacotherapy. Drugs. 2003; 63(14):1445–57

Fournier A, Berrino F, Clavel–Chapelon F. Unequal risks for breast cancer associated with different hormone replacement therapies: results from the E3N cohort study. Breast Cancer Res Treat. 2008 Jan; 107(1):103–11

Fournier A, Berrino F, Riboli E, Avenel V, Clavel-Chapelon F. Breast cancer risk in relation to different types of hormone replacement therapy in the E3N-EPIC cohort. Int J Cancer. 2005 Apr 10; 114(3):448–54

Freeman EW, Sammel MD, Lin H, Gracia CR, Kapoor S, Ferdousi T. The role of anxiety and hormonal changes in menopausal hot flashes. Menopause. 2005 May–Jun; 12(3):258–66

Gensthaler BM. Hormonersatztherapie Estrogen aus dem Nasenspray. Pharm. Ztg. 146 (2001), 42

Godsland IF et al. Insulin resistance, secretion, and elimination in postmenopausal women receiving oral or transdermal hormone replacement therapy. Metabolism 1993; 42: 846–53

Gomes MP, Deitcher SR. Risk of venous thromboembolic disease associated with hormonal contraceptives and hormone replacement therapy: a clinical review. Arch Intern Med. 2004 Oct 11; 164(18):1965–76

Grady D, Brown JS, Vittinghoff E, Applegate W, Varner E, Snyder T; The HERS Research Group. Postmenopausal hormones and incontinence: the Heart and Estrogen/Progestin Replacement Study. Obstet Gynecol 2001; 97:116–20

Grady D, Gebretsadik T, Kerlikowske K, Ernster V, Petitti D. Hormone replacement therapy and endometrial cancer risk: a meta-analysis. Obstet Gynecol 1995; 85:304–13

Grady D, Herrington D, Bittner V, Blumenthal R, Davidson M, Hlatky M et al., for the Heart and Estrogen / Progestin Replacement Study (HERS) Research Group. Cardiovascular disease outcomes during 6.8 years of hormone therapy: Heart and Estrogen/progestin Replacement Study follow-up (HERS II). JAMA. 2002 Jul 3; 288(1):49–57

Graziottin A, Serafini A. Depression and the menopause: why antidepressants are not enough? Menopause Int. 2009 Jun; 15(2):76–81

Greendale GA, Huang MH, Wight RG, Seeman T, Luetters C, Avis NE, Johnston J, Karlamangla AS. Effects of the menopause transition and hormone use on cognitive performance in midlife women. Neurology. 2009 May 26; 72(21):1850–7

Grimes DA, Lobo RA. Perspectives on the Women's Health Initiative trial of hormone replacement therapy. Obstet Gynecol 2002; 100:1344–53

Grodstein F, Lifford K, Resnick NM, Curhan GC. Postmenopausal hormone therapy and risk of developing urinary incontinence. Obstet Gynecol 2004; 103:254–60

Guo SS, Zeller C, Chumlea WC, Siervogel RM. Aging, body composition, and lifestyle: the Fels Longitudinal Study. Am J Clin Nutr. 1999 Sep; 70(3):405–11

Hale GE, Burger HG. Hormonal changes and biomarkers in late reproductive age, menopausal transition and menopause. Best Pract Res Clin Obstet Gynaecol. 2009 Feb; 23(1):7–23

Häussler, B, Gothe, H, Mangiapane, S, Glaeske, G, Pientka, L, Felsenberg, D. Versorgung von Osteoporose-Patienten in Deutschland: Ergebnisse der BoneEVA-Studie. Dtsch Ärztebl 2006; 103 (39): A2542–8

Hays J, Ockene JK, Brunner RL, Kotchen JM, Manson JE, Patterson RE et al. Effects of estrogen plus progestin on health-related quality of life. N Engl J Med 2003; 348:1839–54

Heger M, Ventskovskiy BM, Borzenko I, Kneis KC, Rettenberger R, Kaszkin-Bettag M, Heger PW. Menopause. Efficacy and safety of a special extract of Rheum rhaponticum (ERr 731) in perimenopausal women with climacteric complaints: a 12-week randomized, double-blind, placebo-controlled trial. 2006 Sep–Oct; 13(5):744–59

Hess R, Conroy MB, Ness R, Bryce CL, Dillon S, Chang CC, Matthews KA. Association of lifestyle and relationship factors with sexual functioning of women during midlife. J Sex Med. 2009 May; 6(5):1358–68

Hickey M, Davis SR, Sturdee DW. Treatment of menopausal symptoms: what shall we do now? Lancet. 2005 Jul 30–Aug 5; 366(9483):409–21

Holmberg L, Iversen OE, Rudenstam CM, Hammar M, Kumpulainen E, Jaskiewicz J, Jassem J, Dobaczewska D, Fjosne HE, Peralta O, Arriagada R, Holmqvist M, Maenpaa J; HABITS Study Group. Increased risk of recurrence after hormone replacement therapy in breast cancer survivors. J Natl Cancer Inst. 2008 Apr 2; 100(7):475–82

Høibraaten E, Abdelnoor M, Sandset PM. Hormone replacement therapy with estradiol and risk of venous thromboembolism-a population-based case-control study. Thromb Haemost. 1999 Oct; 82(4):1218–21

Hsia J, Criqui MH, Rodabough RJ, Langer RD, Resnick HE, Phillips LS et al. Estrogen plus progestin and the risk of peripheral arterial disease. Circulation 2004; 109:620–26

Hulley S, Furberg C, Barrett-Connor E, Cauley J, Grady D, Haskell W, Knopp R, Lowery M, Satterfield S, Schrott H, Vittinghoff E, Hunninghake D, HERS Research Group. Cardiovascular disease outcomes during 6.8 years of hormone therapy: Heart and Estrogen/ Progestin Replacement Study follow–up (HERS II). JAMA 2002; 288:49–57

Hulley S, Furberg C, Barrett-Connor E, Cauley J, Grady D, Haskell W et al., for the Heart and Estrogen / Progestin Replacement Study (HERS) Research Group. Noncardiovascular disease outcomes during 6.8 years of hormone therapy. JAMA 2002; 288:58–66

Hulley S, Grady D, Bush T, Furberg C, Herrington D, Riggs B, Vittinghoff E, for the Heart and Estrogen / Progestin Replacement Study (HERS) Research Group. Randomized trial of estrogen plus progestin for secondary prevention of coronary heart disease in postmenopausal women. JAMA 1998; 280:605–13

Hulley S, Grady D. The WHI estrogen–alone trial – Do things look any better? JAMA 2004; 291:1769–1771

Humphrey LL, Chan BKS, Sox HC. Postmenopausal hormone replacement therapy and the primary prevention of cardiovascular disease. Ann Int Med 2002; 137:273–84

Janni W, Rack B, Friese K. Facharzt Gynäkologie. Urban & Fischer Verlag, München, Jena. 1. Auflage 2008

Kircher W. Arzneiformen richtig anwenden. Sachgerechte Anwendung und Aufbewahrung der Arzneiformen. Deutscher Apotheker Verlag, Stuttgart. 3. Auflage 2007

Kuhl H, Wiegratz I. Klimakterium, Postmenopause und Hormonsubstitution. Uni–Med Verlag, Bremen, 2008; 4. Auflage

Kuhl H. Breast Cancer risk in the WHI study: The problem of obesity. Maturitas 51. 2005; 83–97

Kuhl H. Koronare Herzkrankheit (KHK). Ist die orale oder die transdermale Hormontherapie zu bevorzugen?, gyne 4/2004, 61

Lacey JV, Mink PJ, Lubin JI, Sherman ME, Troisi R, Hartge P et al. Menopausal hormone replacement therapy and risk of ovarian cancer. JAMA 2002; 288:334–41

LaCroix AZ, Kotchen J, Anderson G, Brzyski R, Cauley JA, Cummings SR, Gass M, Johnson KC, Ko M, Larson J, Manson JE, Stefanick ML, Wactawski-Wende J. Calcium plus vitamin D supplementation and mortality in postmenopausal women: the Women's Health Initiative calcium–vitamin D randomized controlled trial. J Gerontol A Biol Sci Med Sci. 2009 May; 64(5):559–67. Epub 2009 Feb 16

Lethaby A, Farquhar S, Sarkis A, Roberts H, Jepson R, Barlow D. Hormone replacement therapy in postmenopausal women: endometrial hyperplasia and irregular bleeding (Cochrane Review). Cochrane Database Syst Rev 2000 (2); CD 000402

Liu B. et al. Gallbladder disease and use of transdermal versus oral hormone replacement therapy in postmenopausal women: prospective cohort study. BMJ 2008, 337: a386

Løkkegaard E, Andreasen AH, Jacobsen RK, Nielsen LH, Agger C, Lidegaard Ø. Hormone therapy and risk of myocardial infarction: a national register study. Eur Heart J. 2008 Nov; 29(21):2660–8

Maciocia G. Die Gynäkologie in der Praxis der Chinesischen Medizin. Verlag für Ganzheitliche Medizin, 2000

MacLennan A, Lester S, Moore V. Oral estrogen replacement therapy versus placebo for hot flushes: a systematic review. Climacteric 2001; 4:58–74

Make PM, Gast MJ, Vieweg AJ, Burriss SW, Yaffe K. Hormone therapy in menopausal women with cognitive complaints: a randomized, double–blind trial. Neurology 69 (2007) 1322–1330

Manson JE, Hsia J, Johnson KC, Rossouw JE, Assaf AR, Lasser NL et al. Estrogen plus progestin and the risk of coronary heart disease. New Engl J Med 2003; 349:523–34

Mattiasson I, Rendell M, Törnquist C, Jeppsson S, Hulthén UL. Effects of estrogen replacement therapy on abdominal fat compartments as related to glucose and lipid metabolism in early postmenopausal women. Horm Metab Res. 2002 Oct; 34(10):583–8

McKinlay SM, Brambilla DJ, Posner JG. The normal menopause transition. Maturitas. 2008 Sep–Oct; 61(1–2):4–16

Million Women Study Collaborators: Breast cancer and hormone-replacement therapy in the Million Women Study. Lancet 2003; 362:419–427

Modelska K, Cummings S. Female sexual dysfunction in postmenopausal women: systematic review of placebo–controlled trials. Am J Obstet Gynecol. 2003 Jan; 188(1):286–93

Moehrer B, Hextall A, Jackson S. Oestrogens for urinary incontinence in women (Cochrane Review). In: The Cochrane Library, Issue 1, Chichester, UK: John Wiley & Sons, Ltd., 2004

Morimoto LM, White E, Chen Z, Chlebowski RT, Hays J, Kuller L, Lopez AM, Manson J, Margolis KL, Muti PC, Stefanick ML, McTiernan A. Obesity, body size, and risk of postmenopausal breast cancer: the Women's Health Initiative (United States). Cancer causes Control 2002 (13); 741–51

Mueck AO. Behandlung von Hitzewallungen bei Kontraindikationen für eine HRT. Internist Prax 47 (2007) 417–427

Naessen T, Lindmark B, Larsen HC. Hormone therapy and postural balance in elderly women. Menopause. 2007 Nov–Dec; 14(6):1020–4

National Institute of Health/National Heart, Lung, and Blood Institute: NIH asks participants in Women's Health Initiative Estrogen-Alone Study to stop study pills, begin follow–up phase. 2004. http://www.nhlbi.nih.gov/new/press/04–03–02.htm

Nelson HD. Commonly used types of postmenopausal estrogen for treatment of hot flashes. JAMA 2004; 291:1610–1620

Nelson HD. Postmenopausal estrogen for treatment of hot flashes, clinical applications. JAMA 2004; 291:1621–1625

Nelson HD, Humphrey LL, Nygren P, Teutsch SM, Allan JD. Postmenopausal hormone replacement therapy. JAMA 2002; 288:872–81

Nelson HD. et al. Nonhormonal therapies for menopausal hot flashes. Systematic review and meta–analysis. JAMA 295 (2006) 2057–2071

Newton KM, Reed SD, Grothaus L, Ehrlich K, Guiltinan J, Ludman E, LaCroix AZ. Reprint of The Herbal Alternatives for Menopause (HALT) Study: background and study design. Maturitas. 2008 Sep–Oct; 61(1–2):181–93

NIH Consensus Development Panel on Osteoporosis Prevention, Diagnosis, and Therapy JAMA. 2001 Feb 14; 285(6):785–95

Nilsson K, Heimer G. Low dose oestradiol in the treatment of urogenital oestrogen deficiency – a pharmacokinetic and pharmakodynamic study. Maturitas (1992) 15, 121–127

Nir Y, Huang MI, Schnyer R, Chen B, Manber R. Acupuncture for postmenopausal hot flashes. Maturitas. 2007 Apr 20; 56(4):383–95

North American Menopause Society. The role of testosterone therapy in postmenopausal women: position statement of The North American Menopause Society. Menopause. 2005 Sep–Oct; 12(5):496–511

Osmers R, Kraft K. Phytotherapie bei Wechseljahresbeschwerden. Pharm Unserer Zeit 33 (2004) 384–391

Pedain C, Garcia JH. Fallbuch Gynäkologie und Geburtshilfe, Georg Thieme Verlag, Stuttgart 2003

Piérard–Franchimont C, Cornil F, Dehavay J, Deleixhe–Mauhin F, Letot B, Piérard GE. Climacteric skin ageing of the face – a prospective longitudinal comparative trial on the effect of oral hormone replacement therapy. Maturitas. 1999 Jun 21; 32(2):87–93

Rapp SR, Espeland MA, Shumaker SA, Henderson VW et al; WHIMS Investigators. Effect of estrogen plus progestin on global cognitive function in postmenopausal women: the Women's Health Initiative Memory Study: a randomized controlled trial. JAMA 2003; 289:2663–72

Rodriguez C, Patel AV, Calle EE, Jacob EJ, Thun MJ. Estrogen replacement therapy and ovarian cancer mortality in a large prospective study of US women. JAMA 2001; 285:1460–5

Rosen C. Postmenopausal Osteoporosis. N Engl J Med (2005) 353: 595–603

Sambrook P, Cooper C. Osteoporosis. Lancet (2006) 367: 2010–18

Scarabin PY, Oger E, Plu-Bureau G; Estrogen and ThromboEmbolism Risk Study Group. Differential association of oral and transdermal oestrogen–replacement therapy with venous thromboembolism risk. Lancet 2003; 362:428–32

Schenkel L, Barlier D, Riera M. Transdermal absorption of estradiol from different body sites is comparable. J. Controlled Release (1986) 4, 195–201

Schlager H. et al. Osteoporose-Patienten weiterhin unterversorgt. Pharm. Ztg. 148 (2003) 3148–3150

Schlager H. et al. Untersuchung zur Versorgungssituation von Osteoporosepatienten in Bayern und Sachsen. Gesundheitsökon. Qualitätsmanag. 6 (2001) 134–137

Shah MB. Obesity and sexuality in women. Obstet Gynecol Clin North Am. 2009 Jun; 36(2):347–60

Sherwin BB. The clinical relevance of the relationship between estrogen and cognition in women. J Steroid Biochem Mol Biol. 2007 Aug–Sep; 106(1–5):151–6

Shumaker SA, Legault C, Rapp SR, Thal L, Wallace RB, Ockene JK et al. Estrogen plus progestin and the incidence of dementia and mild cognitive impairment in postmenopausal women: the Women's Health Initiative Memory Study: a randomized controlled trial. JAMA. 2003; 289:2651–62

Solomon CG, Dluhy RG. Rethinking postmenopausal hormone therapy. N Engl J Med 2003; 348:579–80

Straczek C, Oger E, Yon de Jonage-Canonico MB, Plu-Bureau G, Conard J, Meyer G, Alhenc-Gelas M, Lévesque H, Trillot N, Barrellier MT, Wahl D, Emmerich J, Scarabin PY; Estrogen and Thromboembolism Risk (ESTHER) Study Group. Prothrombotic mutations, hormone therapy, and venous thromboembolism among postmenopausal women: impact of the route of estrogen administration. Circulation. 2005 Nov 29; 112(22):3495–500

Stefanick ML, Anderson GL, Margolis KL, Hendrix SL, Rodabough RJ, Paskett ED, Lane DS, Hubbell FA, Assaf AR, Sarto GE, Schenken RS, Yasmeen S, Lessin L, Chlebowski RT; WHI Investigators. Effects of conjugated equine estrogens on breast cancer and mammography screening in postmenopausal women with hysterectomy. JAMA. 2006 Apr 12; 295(14):1647–57

Stramba–Badiale M. Postmenopausal hormone therapy and the risk of cardiovascular disease. J Cardiovasc Med (Hagerstown). 2009 Apr; 10(4):303–9

The ESPRIT team. Oestrogen therapy for prevention of reinfarction in postmenopausal women: a randomised placebo controlled trial. Lancet 2002; 360:2001–8.

The Women's Health Initiative Steering Committee. Effects of conjugated equine estrogen in postmenopausal women with hysterectomy. The Women's Health Initiative randomized controlled trial. JAMA 2004; 291:1701–12

Therapieempfehlungen der Arzneimittelkommission der deutschen Ärzteschaft. Hormontherapie im Klimakterium. 1. Auflage 2003.

Therapieempfehlungen der Arzneimittelkommission der deutschen Ärzteschaft. Osteoporose. 1. Auflage 2003

Trinh XB, Tjalma WA, Makar AP, Buytaert G, Weyler J, van Dam PA. Use of the levonorgestrel-releasing intrauterine system in breast cancer patients. Fertil Steril. 2008 Jul; 90(1):17–22

Utian WH, Archer DF, Bachmann GA, Gallagher C, Grodstein F, Heiman JR, Henderson VW, Hodis HN, Karas RH, Lobo RA, Manson JE, Reid RL, Schmidt PJ, Stuenkel CA; North American Menopause Society. Estrogen and progestogen use in postmenopausal women: July 2008 position statement of The North American Menopause Society. Menopause. 2008 Jul–Aug; 15(4 Pt 1):584–602

Viscoli CM, Brass LM, Kernan WN, Sarrel PM, Suissa S, Horwitz RI. Estrogen therapy and risk of cognitive decline: results from the Women's Estrogen for Stroke Trial (West). N Engl J Med 2001; 345: 1243–9

von Schoultz E, Rutqvist LE; Stockholm Breast Cancer Study Group. Menopausal hormone therapy after breast cancer: the Stockholm randomized trial. J Natl Cancer Inst 2005; 97(7):533–5

Wassertheil-Smoller S, Hendrix SL, Limacher M, Heiss G, Kooperberg C, Baird A et al. Effect of estrogen and progestin on stroke in postmenopausal women. The Women's Health Initiative: a randomised trial. Am Obstet Gynecol 2005; 192(2):387–93

Wildemeersch D, Pylyser K, De Wever N, Pauwels P, Tjalma W. Endometrial safety after 5 years of continuous combined transdermal estrogen and intrauterine levonorgestrel delivery for postmenopausal hormone substitution. Maturitas. 2007 Jun 20; 57(2):205–9

Writing Group for the Women's Health Initiative Investigators. Risks and Benefits of Estrogen Plus Progestin in Healthy Postmenopausal Women. Principal Results From the Women's Health Initiative Randomized Controlled Trial. JAMA 2002; 288:321–33

Wu Q, Wang M, Simon JE. Determination of isoflavones in red clover and related species by high–performance liquid chromatography combined with ultraviolet and mass spectrometric detection. J Chromatogr A. 2003 Oct 24; 1016(2):195–209

Wyon Y, Wijma K, Nedstrand E, Hammar M. A comparison of acupuncture and oral estradiol treatment of vasomotor symptoms in postmenopausal women. Climacteric. 2004 Jun; 7(2):153–64

Zhou B, Sun Q, Cong R, Gu H, Tang N, Yang L, Wang B. Hormone replacement therapy and ovarian cancer risk: a meta-analysis. Gynecol Oncol. 2008 Mar; 108(3):641–51

Die Autoren

Dr. med. Susanne Maria Maurer

Geburtsdatum	11. November 1962
Ehemann:	Prof. Dr. med. Martin Kolben, Frauenarzt
Kinder:	David, geb. 01. Mai 2001
	Gabriel, geb. 11. April 2003

05/1982	Allgemeine Hochschulreifeprüfung
1982 – 1988	Studium der Humanmedizin an der TU München
25.10.1988	Ärztliche Prüfung
29.06.1989	Promotion an der Ludwig-Maximillians Universität München
04/1989–07/1992	Wissenschaftliche Tätigkeit im Labor des Human Genom Center am Salt Lake Institute for Biologial Studies in La jolla, Californien, USA
12.08.1992	Approbation
01.09.1992	Assistenzärztin an der Frauenklinik Der TU München, Klinikum rechts der Isar
02.07.1997	Anerkennung als Ärztin für Frauenheilkunde und Geburtshilfe
01.05.1998	Oberärztin an der Frauenklinik Der TU München, Klinikum rechts der Isar
seit 06/2001	freie Mitarbeit in der Praxis des ehemannes Prof. Dr. med. Martin Kolben in Gräfeling (Praxis für FrauenGesundheit)
1998 – 2006	Lehrtätigkeit an der Schule für Physiotherapie der GFEB, München
04/2004	Gründung »Institut für Medizinische Gutachten«, seither dort in der Position der Geschäftsleitung tätig
seit 03/2006	zusätzlich Niederlassung in eigener Praxis für Frauenheilkunde und Geburtshilfe in Praxisgemeinschaft mit einem Allgemeinarzt und einer Anästhesistin in München-Neuhausen mit operativer Tätigkeit in der WolfatKlinik in Gräfeling
11/2006	Genehmigung zum Führen der Schwerpunktbezeichnung »Gynäkologische Onkologie«

Dr. rer. nat. Andrea Elisabeth Gerdemann

Geburtsdatum	02. November 1971
Ehemann:	Dieter Gerdemann, Unternehmensberater
Kinder:	Jacob, geb. August 2003
	Maximilian, geb. April 2005
	Anton, geb. Dezember 2008
Sommer 1991	Allgemeine Hochschulreifeprüfung
1991 – 1995	Studium der Pharmazie an der Rheinischen Friedrich-Wilhelms-Universität in Bonn
25.10.1996	Approbation
1997 – 2000	Promotion am Lehrstuhl der Physiologischen Chemie an der Julius-Maximilians-Universität in Würzburg
2000 – 2006	Referentin für Pharmazeutische Betreuung im Zentrum für Arzneimittelinformationen und Pharmazeutische Praxis (ZAPP) der ABDA, Berlin
2003 – 2006	Elternzeit
	auch hier journalistisch tätig
	Themengebiete: Selbstmedikation, Osteoporose, Interaktionen, Diabetes mellitus
	Mitautorin des Manuals zur Pharmazeutischen Betreuung von Osteoporose-Patienten
seit Januar 2007	freiberufliche Autorin und Referentin, wohnhaft in München
	Themenschwerpunkte: Frauen in der Apotheke, Osteoporose, Interaktionen, Selbstmedikation